国家出版基金项目

盲人按摩师职业技能提高丛书

U03533708

刘明军　刘颖　主编

美容与减肥按摩技法要旨

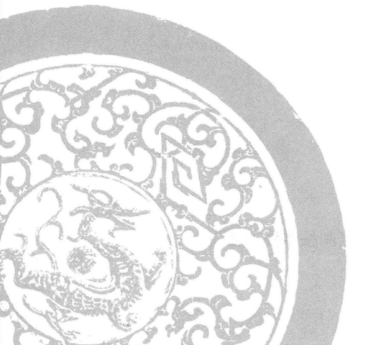

中国盲文出版社

图书在版编目（CIP）数据

美容与减肥按摩技法要旨/刘明军，刘颖主编．—北京：中国盲文出版社，2012.8

（盲人按摩师职业技能提高丛书）

ISBN 978 - 7 - 5002 - 3890 - 4

Ⅰ．①美…　Ⅱ．①刘…②刘…　Ⅲ．①美容—按摩疗法（中医）②减肥—按摩疗法（中医）　Ⅳ．①R244.1

中国版本图书馆 CIP 数据核字（2012）第 204374 号

美容与减肥按摩技法要旨

主　　编：刘明军　刘　颖

出版发行：中国盲文出版社

社　　址：北京市西城区太平街甲 6 号

邮政编码：100050

电　　话：(010) 83190019

印　　刷：北京中科印刷有限公司

经　　销：新华书店

开　　本：787×1092　1/16

字　　数：200 千字

印　　张：19.25

版　　次：2012 年 8 月第 1 版　2012 年 8 月第 1 次印刷

书　　号：ISBN 978 - 7 - 5002 - 3890 - 4/R · 615

定　　价：20.00 元

《盲人按摩师职业技能提高丛书》编委会

学术指导 卓大宏　王之虹　范吉平

主　　编 李志军

副主编 张明理　赖　伟　刘明军

编　　委（按姓氏笔画排序）

王　军　王　结　成为品　刘　飞
刘丽波　刘洪波　刘　鹏　刘　颖
齐　伟　关雪峰　李红科　李雁雁
何　川　张　欣　陈幼楠　卓　越
周世民　赵润琛　郭长青　谢玉秋
谢金梁　薛卫国

《美容与减肥按摩技法要旨》编委会

主　编　刘明军　刘　颖

副主编　金阿宁　孙　颖

编　委　陈邵涛　赵春强　刘辉辉　刘丹妮
　　　　于群玲

出版说明

为了满足广大盲人按摩师提高职业技能、强化能力建设的需要，在国家出版基金的大力支持下，我们组织编写了这套《盲人按摩师职业技能提高丛书》。

近几十年来，随着经济社会发展和人们康复保健意识的不断提高，社会对保健、医疗按摩人员的需求不断增长，数以百万计的健全人进入按摩行业，使得该领域的竞争日趋激烈，盲人按摩师面临越来越严峻的挑战。为了帮助盲人按摩师更好地适应日益升级的市场竞争，本丛书着眼于强化盲人按摩师的综合能力建设，旨在充实盲人按摩医疗知识储备、丰富盲人按摩手法和技法，以便帮助广大盲人按摩师更好地提高理论水平和实践技能，推进盲人按摩事业科学健康发展。

本套丛书共计 23 种，内容包括以下 5 个方面：第一，总结盲人按摩专家特色技法经验，挖掘与整理我国近 50 年来较具代表性的百位盲人按摩专家的特色技法，为盲人按摩师提供宝贵借鉴，如《百位盲人按摩师特色技法全书》；第二，着眼于提高临床按摩技能，深化盲人按摩师临床技能培训，如《颈肩腰腿病名家按摩技法要旨》、《内科按摩名家技法要旨》、《妇科按摩名家技法要旨》、《儿科按摩名家技法要旨》及《医疗按摩误诊误治病案总结与分析》；第三，挖掘与整理古今按摩学理论与实践经验，夯实盲人按摩师专业功底，如《古代经典按摩文献荟萃》、《中国按摩流派技法精粹》、《名家推拿医案集锦》及《现代名家按摩技法总结与研究》；第四，强化盲人按摩师综合能力建设，消除盲人按摩师与患者的沟通障碍，如《盲人怎样使用计算机》、《盲人按摩师综合素质培养》及《盲人按摩师与患者沟通技巧》；第五，拓宽盲人按摩师视野，为盲人按摩师掌握相关知识和技能提供帮助，如《实用康复疗法手册》、《美容与减肥按摩技法要旨》、《美式整脊疗法》、《亚洲各国按摩技法精髓》与《欧式按摩技法精髓》。

　　本丛书编撰过程中，得到中国盲人按摩指导中心、中国盲人按摩协会、中国中医科学院、中国康复研究中心、北京中医药大学、长春中医药大学、辽宁中医药大学、黑龙江中医药大学、天津中医药大学、中山大学、北京按摩医院等专业机构相关专家的指导和帮助，编委会成员、各分册主编和编者为本丛书的编撰付出了辛勤的劳动，在此谨致谢意。

　　鉴于本丛书集古今中外按摩学知识之大成，信息量大，专业性强，又是首次对全国数百位盲人按摩专家的经验进行系统挖掘和整理，在编写过程中难免存在不足甚或错漏之处，衷心希望各位读者在使用中给予指正，并提出宝贵意见，以便今后进一步修订、完善，更好地为盲人按摩师职业技能提高提供切实帮助。

《盲人按摩师职业技能提高丛书》编委会

2012 年 8 月

前　言

　　美容与减肥自古以来一直是人们追求的目标。随着时光的流逝，岁月的年轮不断留下清晰的痕迹，额纹、鱼尾纹、白发悄悄地浮现，啤酒肚、将军肚在中老年人群中更是显而易见，不仅影响人们追求外在美的心愿，还将越来越多地影响身心健康和生活质量。

　　中医美容与减肥按摩，通过技巧性的按摩手法，刺激经络和穴位，它不仅可以帮助人们延缓和改善外在的衰老容颜，还可以有效减少各部位多余脂肪，重塑优美身体曲线，恢复健康完美身材。

　　美容按摩的动作虽然缓慢、轻巧、柔和，却能加快和促进局部血液循环，改善皮肤的弹性，因而具有天然的护肤功效。医学研究发现，色斑、痘疹以及肌肤老化等问题与内分泌及内脏器官关系密切。因此，美容按摩手法通过刺激经络穴位有助于调整内脏器官，调节内分泌系统，从而起到嫩肤美白、祛斑除痘、活肤抗皱和排毒等多种功效。坚持按摩美容，可使全身肌肤水嫩光滑、持久年轻，达到美容的效果。

　　减肥按摩手法，动作舒展、和缓、深透，既可大量消耗体内热量，燃烧多余脂肪；同时还可以充分拉伸肌肉纤维，打造持久的塑身健美效果。此外，正确的减肥按摩手法配合呼吸节律，一呼一吸之间可以调节人体的神经系统，调节摄食中枢，控制食欲，改善消化吸收功能，避免过量食物的摄入。加上安全与无副作用的特点，带来的强效美容瘦身效果不言而喻。只要坚持美容与减肥按摩手法操作，每个人都会不断感受到内在与外在的双重变化。作为一项有益于身心健康的自然疗法，本书严格遵循人体生理特点，制定合理的按摩手法和选穴处方，配以图片，图文并茂，形象生动，易学易做，一旦掌握，必获疗效。

　　由于时间和水平有限，书中缺漏和错误在所难免，诚望同行批评指正。

《美容与减肥按摩技法要旨》编委会

2012 年 8 月

目　录

下篇　减肥篇

附篇　其他美容减肥法

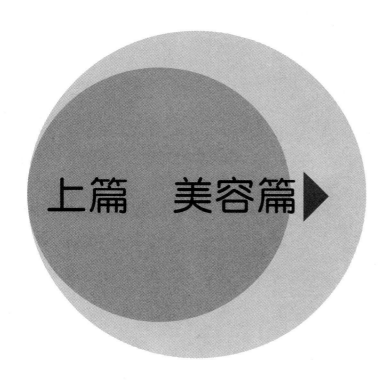

上篇　美容篇▶

第一章 按摩美容概述

中医美容在我国具有悠久的历史，形式多种多样，主要有中药内服和外用美容、按摩（手法）美容、熏蒸美容、敷贴美容等。特别是其中的按摩美容，是在继承传统保健按摩的基础上总结和发展起来的，它不仅具有传统保健推拿按摩舒筋活血、消除疲劳的优点，而且还是一种赋予人们面部美、形体美的极为有效的美容措施。

按摩美容是指用按摩手法作用于体表的穴位和特定部位，通过调整经络气血的运行状态和脏腑的功能，以达到美容保健目的的一种方法。

本章将从中医美容的起源与发展，按摩美容的特点、作用原理、适应证和禁忌证、注意事项诸方面予以介绍。

第一节 中医美容的起源与发展

从远古时期开始，人类就有了美容养颜的追求。考古学者在人类的早期遗址处挖掘出小石子、贝壳或兽牙等物制作的用于装饰的美丽串珠；在新石器时代的洞穴壁画上也发现了美容化妆的痕迹；至公元前 1000 多年，有了"香汤淋浴"、"月粉梳妆"的生动描述，这就是美容的最早起源和萌芽。

春秋战国时期，由于奴隶社会日趋瓦解，封建社会逐步确立，社会生产力显著提高，科学文化进步较快，诸子百家总结各个领域的理论和实践经验，其中也包括一些有关美容保健方面的论述，并被当时的医家所吸取。这一时期中医美容学的主要成就，是理论上整体观的确立，以及在整体观念指导下的一些卓有成效的美容方法的产生。

秦汉时期的《黄帝内经》，记载着推拿按摩可以治疗痹证、痿证、口眼歪斜和胃病等。这里提到的口眼歪斜的治疗，可以说是中国最早推拿按摩美容的医治方法。

隋朝的《诸病源候论》中写道："摩手掌令热以摩面，从上下二七止，去肝气，令面有光，又摩手令热，令热从体上下，名曰于浴，令人胜风寒时气"。所谓的"面有光"、"令人胜风寒时气"，是指通过推拿按摩手法的操作能达到美容健身的效果。

唐代著名医家孙思邈的《千金翼方》一书中有这样一段记载："清旦初，以左右摩交耳，从头上挽两耳又引发，则面气通流，如此者，令人头不白，耳不聋。又摩掌令热以摩面，从上向下二七过，去疳气，令人面有光。"意思是说，清早起来后，用左右手摩擦耳朵，并轻轻向上牵拉，再用手指轻轻梳理头发、按摩头皮，能使面部气血通畅，若能坚持不懈，可使人头发不白，耳朵不聋。再用两手掌互相摩擦生热，从上到下按摩14次，这样能够祛除邪气、防治疾病、使人面有光泽。

宋金元时期，由于官方十分重视医药学术经验的整理、总结和提高，中医美容方法与经验也因此得到系统的整理、研究和总结。由官方组织校勘编纂的《圣济总录》、《太平圣惠方》，对美容方剂的收集更加全面丰富。同时金元四大家亦各有其独特的经验，对有碍美容疾病的病因和证治进行了探讨，使美容由单纯的经验过渡到了美容理论的日趋完善，使中医美容更具备辨证论治的特色，对后世美容学的发展有一定的影响。宋金元时期的中医美容学，一方面对以往的经验、成就进行整理、总结，使其渐趋系统化；另一方面，又在大量的实践中积累丰富的新经验、新认识，使中医美容学体系日益完善。

明清时期，中医美容发展较快，大量的美容用品和药剂不断出现。在清朝宫廷中，各种美容技术、美容方法得到了广泛的运用。据史料记载，慈禧太后非常讲究美容，年逾六十，仍保持一头乌发，面莹光润，光彩照人，其美容方法算得上系列化、规范化。宫廷之外的清朝民间，描眉、搽胭脂、涂唇膏、染发、香发、香身等美容化妆也较为盛行。

新中国成立以后，特别是改革开放以来，随着社会的进步和人民物质生活水平的不断提高，人们对美有了更新的理解和更高的要求。年轻人追求容貌娇美，身材匀称，具有青春活力；中年人希望远离皱纹和赘肉，留住青春的脚步；老年人渴望形象年轻，延缓衰老，健康长寿。应运而生的香薰美容、针灸美容、按摩美容、面膜美容、中药美容、SPA美容等美容的形式也更加丰富多彩。

第二节　按摩美容的特点

美容按摩不同于医疗按摩，其特点有：

1. 手法轻巧，简便易行

美容按摩的最主要特点是不需吃药、打针、手术，不受任何医疗设备条件和美容设施的限制，仅凭借按摩师的一双手，施行各种按摩手法；只要选穴得当、手法适宜、操作熟练，就能发挥调整人体生理功能的作用，起到美容健身的效果。美容按摩手法操作简单，好学易做。只要掌握推拿按摩的基本常识、手法要领和力度，经常练习操作，就能运用自如。

2. 安全可靠，无副作用

美容按摩无创伤性，是一种非药物疗法。在按摩操作过程中，只要手法运用适宜，穴位选用准确，操作认真细致，一般没有不良反应。临床研究表明，美容按摩疗效往往超过药物治疗，且安全可靠，作用持久，无副作用。

3. 标本兼治，效果显著

美容按摩以中医学的脏腑学说、经络学说为理论依据，通过按摩师的各种按摩手法，不仅能够美化皮肤外表，而且能够调整体内五脏六腑的功能，促进机体新陈代谢，从局部和整体两方面调治，起到有病治病、未病先防、增强体质、焕发精神、美化容貌等作用。美容按摩如能与药物、营养、化妆、整形等手段结合起来，则效果更佳。

第三节　按摩美容的作用原理

一、美容按摩原理的中医理论

（一）疏通经络

经络是人体内经脉和络脉的总称。它是运行全身气血、联系脏腑肢节、沟通上下内外、调节体内各部分的通道，它像网络一样分布全身。通过经络系统的联系，使气血循行周身，人体的五脏六腑、四肢九窍、皮肉筋骨得到充分营养，发挥各自的生理功能，并相互协调，从而形成统一、协调而稳定的有机整体。人体正是依赖经络的这些功能，保持脏腑之间、脏腑与四肢百骸之间，以及整个机体与外界环境之间的动态平衡。如果经络的生理功能发生障碍，就会导致气血运行不畅，不能行使正常的营内卫外之功用，皮、肉、筋、骨失养而萎废不用，或五脏不荣、六腑不运，百病由此而生。另外，体表有病可以通过经络影响相应的体内脏腑，而体内脏腑有病又可以通过经络反映于相应的体表部位。美容按摩有明显的疏经通络功能，一方面通过手法直接作用于经络、穴位，使局部产生酸、麻、胀、痛感，使局部的瘀血、麻木等疾患通过局部治疗而缓解。另外，由于局部的刺激激发了经穴乃至整个经络系统的功能，使经气所至之处的内脏及组织得到充分的营养，恢复这些脏腑、组织器官的生理功能，从而达到治疗目的，使百脉疏通，五脏安和。

（二）促进气血运行

气血是构成人体的基本物质，是正常人体生命活动的基础，人体的一切组织都需要气血的供养和调节才能发挥正常功能。气血的生成来源于水谷精微，在胃的受纳腐熟及脾的运化下，通过经络输送全身。气血周流全身运行不息，不断地进行新陈代谢，促进人体的生长发育和进行正常的生理活动。人体一切疾病的发生和发展都与气血密切相关，《素问·调经论》指出："血气不和，百病乃变化而生。"而美容按摩具有明显的调和气血，促进气血运行的作用。其作用途径有二：一是健运脾胃。美容按摩对脾胃功能有良性双向调节作用。实验证明，当肠蠕动亢进时，在腹部和背部进行适当的推拿按摩，可使亢进者受到抑制而恢复正常；反之，肠蠕动减弱者，则可促进肠蠕动。捏脊试验表明，捏脊手法能有效地增加胃液分泌、增强胃肠蠕动、加强胃肠对蛋白质和淀粉的消化能力，增进食欲。气血的生化全赖脾胃的腐熟和运化，其充足与否直接影响到脏腑的生理功能。故脾胃有"后天之本"、"气血生化之源"之说。脾胃健运则气血充足，从而保证全身的需要。二是调畅气机。推拿按摩可调畅气机，使人体气机条达舒畅，气血调和，经络通利，脏腑器官活动正常协调。若气机运行失常，气血失调，经络不通，就会出现一系列病理变化。

（三）调整脏腑功能

脏腑是化生气血，维持人体生命活动的主要器官。临床研究表明，推拿按摩对脏腑的不同状态，具有良性双向调节作用。例如，运用推、按、揉等手法刺激内关穴既能使高血压患者的血压降低，又能让处于休克状态患者的动脉压上升；运用按揉法或一指禅推法刺激足三里，既可使分泌过多的胃液减少，又可让分泌不足的胃液增多。推拿按摩手法对脏腑的调整作用，一般认为是通过手法直接刺激体表从而影响体内脏腑功能，以及通过经络、穴位与脏腑之间的连属关系来实现的。

（四）恢复筋骨功能

筋骨、关节可以因患者直接或间接的外伤，或长期慢性劳损而产生一系列的病理变化，如局部骨折、脱位、软组织损伤等，推拿按摩手法对这类疾病具有良好的治疗作用。其原理主要包括：

1. 活血散瘀，消肿止痛

肢体损伤后，由于有不同程度的血管破裂出血和组织液渗出，离经之血积聚而成血肿，壅塞气血循行通道，导致气血瘀滞，经脉阻塞不通而出现疼痛。

推拿按摩手法能疏理肌肉，活血散瘀，解除血管和肌肉的痉挛，增进血液循环和淋巴液的回流；使局部新陈代谢旺盛，加速瘀血的吸收，从而使肢体损伤得以早日恢复。

2. 舒筋活络，解除痉挛

当损伤或慢性劳损后，人体的肌肉筋络功能将直接受到不同程度的影响，轻则痉挛萎缩，重则功能丧失。

通过推拿按摩，可以舒展和放松肌肉筋络，使患部脉络畅通，疼痛消减，从而解除由于损伤所引起的反射性痉挛。

3. 理顺筋络，整复错位

推拿按摩手法能使因跌仆闪挫所造成的筋骨错位得以整复。临床上常应用于因外伤所造成的肌肉、肌腱韧带、筋膜组织的破裂、滑脱、关节半脱位及小关节移位等。如颈椎的骨错位、脊柱后关节紊乱、腰椎间盘突出、膝踝关节韧带扭挫断裂、骶髂关节半脱位等。总之，推拿按摩手法对软组织破裂、滑脱、关节的错位具有顺理、整复、归位之功效。

4. 松解粘连，通利关节

推拿按摩手法能松解损伤所致的粘连，通利关节。推拿按摩既能活血化瘀，又可解除痉挛，松解粘连，滑利关节，使紧张僵硬的肌筋膜恢复正常的张力。临床上对于粘连硬结、关节功能障碍者，可用推拿按摩的手法，患者再配合功能练习，以松解组织间的粘连，恢复关节正常的运动功能。

（五）增强体质

中医学认为，任何疾病的发生、发展及其转归的过程，都是机体内正气与邪气相互抗争、盛衰消长的过程。"正气存内，邪不可干"，"邪之所凑，其气必虚"。疾病之所以发生和发展，就是因为机体的抗病能力处于相对劣势，邪气乘虚而入。

临床实践经验证明，推拿按摩能增强人体的抗病能力，具有扶正祛邪的作用。如推拿按摩能预防感冒，按摩后能提高人体的免疫能力，主要与下列因素有关：

（1）通过刺激经络，直接激发、增强机体的抗病能力。

（2）通过疏通经络，调和气血，有利于正气发挥其固有的作用。

（3）通过调整脏腑功能，使机体处于最佳的功能状态，有利于调动所有的抗病积极因素，一致对抗邪气。

综上所述，按摩的基本作用是通过疏通经络、促进气血运行、调整脏腑功能、恢复筋骨关节功能、增强人体体质，最终达到调和阴阳的作用，使机体处于"阴平阳秘"的状态。

二、美容按摩原理的现代医学理论

（一）改善循环系统功能

1. 改善心脏功能

推拿按摩疗法对心率、心律和心脏功能等都有调节作用。临床研究表明，对冠心病患者施行推拿按摩后心率会减慢，由于心率减慢，心脏作功减少，氧耗减少，同时舒张期延长，血液灌注随之增多，心肌供氧增多，从而缓解心绞痛症状。研究还发现，推拿按摩还能使冠心病患者的左心收缩功能改善，左心室收缩力增加，冠脉灌注改善，取得和硝酸甘油相类似的效应。

2. 扩张毛细血管

推拿按摩可引起一部分组织细胞内的蛋白质分解，产生组织胺和类组织胺物质，使毛细血管扩张开放，使肌肉断面每一平方毫米中的毛细血管开放数量由按摩前31个增加到1400个。毛细血开放管量数的增加、管径的增大，都将使身体的血液循环得到改善。

3. 恢复血管壁的弹性

推拿按摩对体表的压力和手法操作时产生的摩擦力，可使血管壁上的脂类物质大量地消耗和去除，减缓了血管的硬化，对恢复血管壁的弹性、改善管道的通畅性能、降低血液流动的外摩擦力，都具有一定的作用。

4. 促进血管网重建

曾经有人做过这样的实验，将家兔跟腱切断后再缝合，术后进行推拿按摩治疗，发现治疗组跟腱断端间有大量小血管生成。而没有施行推拿按摩手法治疗的对照组仅在跟腱周围的组织中出现一些管壁增厚并塌陷的小血管，血管中还有血栓形成。由此可见，推拿按摩能促进病变组织血管网的重建。

5. 加速血流

推拿按摩手法虽作用于体表，但其压力却能传递到血管壁，使血管壁有节律地被挤压、复原，当复原后，受阻的血流骤然流动，使血流旺盛、流速加快。但由于动脉内压力较高，当施行手法时血管不容易压瘪，而静脉内又有静脉瓣的存在，不能逆流，所以实际上是微循环受影响最大，使血液从小动脉端流向小静脉端的速度明显加快。微循环是血液与组织间进行物质及气体交换的场所，而动脉、静脉只是流通管道，可见促进微循环内的血液流动，对生命具有重要意义。

6. 降低血液黏稠度

在瘀血状态下，由于血液流速降低，而使血液黏稠度增高，黏稠度的增高又进一步使血流速降低，如此恶性循环，终使血液凝集、凝固。推拿按摩手法通过有节律的机械刺激，迫使血液重新流动及提高血液流速，从而降低了血液黏稠度，使流速与黏稠度之间进入了良性循环状态。

（二）调节内脏功能

推拿按摩是通过手法作用于人体表面的特定部位和穴

位进行治病的一种疗法。由于体表与内脏之间存在着非常密切的关系（如内脏病变可在体表反映），所以可以通过刺激体表的一定部位和穴位来调节内脏功能。在日常生活中用刺激体表的某些特定部位来调整体内器官功能活动的事例并不少见。例如：因食积而引起胃脘部疼痛时，人们常常会用手抚摩腹部来促进胃肠的功能活动；当饮食过急而引起食管痉挛时，人们会在背部轻轻拍击来帮助解除症状。这些虽是人类在生活中积累的经验，不属于有意识的医疗活动，但却包含着刺激体表对内脏功能的调节作用。人类有意识地把这种动作用于医疗实践，并不断地加以总结，逐渐形成了推拿按摩手法治疗内脏疾病的体系。

从神经生理学的观点来看，在体表施用缓和、轻微、连续的刺激有兴奋周围神经的作用，但对中枢神经却有抑制作用。而快速、稍重、短促的刺激可兴奋中枢神经，抑制周围神经。众所周知，当中枢神经处于抑制状态时，副交感神经处于优势；而当中枢神经处于兴奋状态时，交感神经占优势。根据这一生理特性，可以针对不同疾病的不同病理变化，采取相应的治疗措施。例如：胃肠痉挛性疼痛和胃肠功能虚弱出现的胃下垂等，二者都是胃肠道病变；胃肠痉挛性疼痛，可用较重的推拿按摩手法点按刺激 $T_2 \sim T_6$ 旁的压痛点，持续刺激 9 分钟左右，则可立即止痛。原因在于：重刺激对中枢神经起兴奋作用，中枢神经在兴奋状态下交感神经处于优势，而且选取的部位又是支配病变脏器的脊髓节段，通过植物中枢神经反射，使胃肠交感神经兴奋性提高，从而解除疼痛症状；胃肠功能虚弱的胃下垂，只能运用轻柔的推拿按摩手法，如摩、按、揉或一指禅推法等，对背部 $T_2 \sim T_6$ 椎旁压痛点进行轻柔、长时间的刺激。较长时间的轻柔刺激可使交感神经受到抑制，相对来说，副交感神经（迷走神经）兴奋性提高，这样胃肠表面平滑肌张力增高，症状得以逐渐缓解。又如：哮喘病人，当哮喘发作时，开始可用较轻柔的推、按等手法，对风门、定喘、肩中俞、肺俞等穴位进行刺激。随后手法逐渐加重，加强刺激。一般来说，这种先轻后重的推拿按摩手法有较好的平喘效果。究其原因可能是开始时的轻柔手法，既提高了传入神经的传导性能，又提高了周围软组织对手法的适应性；随后的手法逐渐加重，使中枢神经兴奋性提高，周围神经兴奋性抑制，交感神经兴奋性增加，所以症状能够得到缓解。

（三）调节心理作用

人体发生疾病后，患者思想上常常伴有忧虑和恐惧。尤其是疼痛，极容易影响患者的情绪。这些情绪变化反过来又影响疾病的强度和性质。当对疼痛患者施行推拿按摩手法时，患者在心理上已经做好接受推拿按摩的准备，并把注意力集中到对推拿按摩作用的感受上。此外，在施行手法治疗时，一般都能让病人感受到一定的舒适和放松感。同时，推拿按摩能提高患者对刺激的耐受性。

（四）调节信息作用

疾病既可能是由于机体在物质、能量方面的异常改变，也可能是因为机体信息流方面的异常改变而造成的。近代生理学研究证明，人体的各个脏器都有其特定的生物信息（各脏器的固有频率及生物电等），当某一脏器发生机能障碍时有关的生物信息就会发生变化。而脏器生物信息的改变又会影响到整个系统乃至全身的机能平衡。这一信息学说是推拿按摩方法治病的理论依据之一。推拿按摩就是在人体体表特定的部位上根据不同的病情而进行的各种手法刺激。手法刺激能够产生某种形式的信息，通过信息传递系统输入到有关脏器，对异常的生物信息进行调整，从而起到对病变脏器的调整作用。从理论上推测，手法刺激所产生的信息输送到人体体内后，可引起人体神经生物电、神经介质、激素及酶系统信息活动的系列变化，能够增强人体对病痛信息的自我调整能力。

第四节　按摩美容的适应证与禁忌证

1. 适应证

按摩美容适用范围较为广泛，无论男女、老少，只要手法刺激适宜，均可以使用。

2. 禁忌证

按摩美容的益处较多，但并非在任何状态下都适合做美容推拿按摩，在某些情况下是不宜甚至禁止进行推拿按摩。

（1）过饥、过饱者不宜推拿按摩。

（2）月经期、妊娠期的女性不宜在腰部和腹部做推拿按摩。

（3）患有严重皮肤病、皮肤或皮下组织严重发炎、局部皮肤有破溃者，禁止推拿按摩。

（4）患哮喘或鼻窦炎者不宜推拿按摩。

（5）各种血液病、恶性肿瘤、传染性疾病（如结核、肝炎等）严禁进行推拿按摩。

（6）骨折、脱位或患有严重骨质疏松症者不宜推拿按摩。

（7）容易发生过敏反应者，或过度敏感肌肤不宜推拿按摩。

（8）精神病患者及醉酒神志不清者不宜推拿按摩。

第五节　按摩美容的注意事项

按摩师在操作前应做好相关的准备工作，并注意以下几点：

（1）首先应了解受术者的体质情况，明确是否有按摩美容的禁忌证，以便有针对性地进行按摩，避免出现意外。

（2）为了达到效果明显目的，应熟悉经络、穴位、按摩手法，可以先练习一段时间，然后再具体操作。

（3）注意按摩的环境，空气要流通，温度要适宜，以防汗出过多，或身体的某些部位着凉。

（4）按摩美容时应根据美容的部位以受术者舒适为原则，选择适当的操作体位，以便放松肌肉，方便按摩。

（5）要注意勤剪指甲，指甲的长度与指端相平为宜，以防过长损伤皮肤，过短则点按无力、没有深透性。

（6）要保持手部的卫生，按摩前后要洗手。在寒冷的冬季，双手宜保持温暖，以防引起皮肤紧张收缩。

（7）按摩时应充分暴露施术部位，以手直接接触皮肤，必要时可以配合使用一些按摩介质，防止损伤皮肤。

（8）按摩美容时，呼吸宜自然，注意力宜集中，并且注意自我反应，以便随时调整手法的力度和操作时间等。

（9）按摩手法宜轻快、柔和，动作频率可以随着不同的操作部位而有所改变，但忌用暴力。

（10）面部的操作时间不宜过长，以防出现皮肤损伤。其他部位的操作时间可以稍稍延长一些。手部、足部、耳部反射区的按摩时间不尽相同，其中耳部反射区的操作时间宜短些，手部、足部反射区的操作时间可稍长些。

（11）严格一人一巾。清洁脸部的毛巾，一定要一人一用，高温消毒，严防交叉感染。

（12）按摩师的双手是面部美容护理的关键，除了要求双手干净、柔软外，还应该时时保持灵活、轻巧。按摩师平时要常做一些手部运动，这样对推拿按摩手法的运用会有一定的帮助。

第二章　皮肤的结构与生理

第一节　皮肤解剖结构

皮肤是人体最大的组织器官，覆盖于身体表面，是人体抵御外界有害物质的第一道防线，它将组织脏器包裹在内，起到屏障的作用。人体各部位皮肤的厚薄是不同的，约为 0.5~4mm，总面积为 1.5~2.0m²，重量是人体体重的 16% 左右。

皮肤由表皮和真皮两部分组成，借皮下组织和深部组织相连。皮肤中含有汗腺、皮脂腺、指（趾）甲等皮肤附属器。

1. 表皮

表皮根据细胞的不同发展阶段和形态特点，由外向内可分为 5 层，即角质层、透明层、颗粒层、棘层和基底层。角质层是由无核的角化细胞组成的，它们不断生长脱落，进行新陈代谢，并能抗磨损。角蛋白吸水能力强，能够使皮肤保持一定的水合程度，使皮肤柔润光滑。透明层只存在于掌跖部位，能够防止有害物质侵入，防止水分丢失。颗粒层如角化过度，则皮肤增厚；如角化不全，则此层消失。棘层中含组织液，辅助细胞新陈代谢。基底层，又称生发层，其中的基底细胞具有再生功能，能修复表皮缺损，伤口愈合后不留瘢痕。色素细胞能够产生黑素颗粒，从而决定肤色，并能防止紫外线损伤皮肤。

2. 真皮

真皮分乳头层和网状层，主要由胶原纤维、弹力纤维和网状纤维组成。

3. 皮下组织

皮下组织是皮肤的最深层，由大量的脂肪组织、疏松结缔组织和血管组成。皮下组织的厚薄依年龄、性别、部位及营养状态而异，有防止散热、储备能量和抵御外来机械性冲击的功能。

4. 皮肤附属器

包括皮脂腺、汗腺、毛发及指（趾）甲。汗腺分顶泌汗腺和小汗腺，顶泌汗腺主要位于腋窝、乳晕、脐窝、肛周和外生殖器等部位，青春期后分泌旺盛，其分泌物经细菌分解后产生特殊臭味，是臭汗症的原因之一。小汗腺即一般所说的汗腺，位于皮下组织的真皮网状层，除唇部、龟头、包皮内面和阴蒂外，分布全身，以掌跖、腋窝、腹股沟等处较多。汗腺可以分泌汗液，调节体温。皮脂腺位于真皮内，靠近毛囊，除掌跖外，分布全身，以头皮、面部、胸部、肩胛间和阴阜等处较多。皮脂腺可以分泌皮脂，润滑皮肤和毛发，防止皮肤干燥，青春期以后分泌旺盛。毛发分为长毛、短毛和毳毛。指（趾）甲由致密而坚实的角质形成。

5. 皮肤中的血管、淋巴、神经和肌肉

（1）皮肤血管具有营养皮肤组织和调节体温等作用。皮下组织的小动脉和真皮深部较大的微动脉都具有血管的三层结构，即内膜、中膜和外膜。真皮中有由微动脉和微静脉构成的皮下血管丛和真皮下血管丛，这些血管丛大致呈层状分布，与皮面平行，浅丛与深丛之间有垂直走向的血管相连通，形成丰富的吻合支。皮肤的毛细血管由连续的内皮细胞构成管壁，相邻细胞间有细胞连接。皮肤血管的这种结构不仅有利于供给毛乳头、汗腺、神经和肌肉充足的营养，而且可以有效地进行体温调节。

（2）皮肤的淋巴管网与几个主要的血管丛平行，皮肤毛细淋巴管盲端起始于真皮乳头层的毛细淋巴管，渐汇合为管壁较厚的具有瓣膜的淋巴管，形成乳头下浅淋巴网和真皮淋巴网，再通连到皮肤深层和皮下组织的更大淋巴管。毛细淋巴管管壁很薄，仅由一层内皮细胞及稀疏的网状纤维构成，毛细淋巴管内的压力低于毛血管及周围组织间隙的渗透压，故皮肤中的组织液、游走细胞、细菌、肿瘤细胞等均易通过淋巴管到达淋巴结，最后被吞噬处理或引起免疫反应，此外肿瘤细胞也可通过淋巴管转移到皮肤。淋巴管是辅助循环系统，可阻止微生物和异物的入侵。

（3）皮肤组织中神经纤维非常丰富，不仅有向心性感觉神经纤维，而且有离心性运动神经纤维。皮肤的神经纤维是周围神经的分支，通过与中枢神经系统之间的联系感受各种刺激、支配靶器官活动及完成各种神经反射。皮肤的神经支配呈现节段性，但相邻节段间有部分重叠，神经纤维多分布在真皮和皮下组织中。

（4）皮肤内最常见的是立毛肌，是由平滑肌纤维束构成的，其一端起至真皮的乳头层，向另一端插入毛囊中部的结缔组织鞘内。当精神紧张及寒冷时，立毛肌引起毛发直立，即所谓的鸡皮疙瘩。此外尚有阴囊肌膜、乳晕平滑肌和血管平滑肌等，汗腺周围的肌上皮细胞，也有平滑肌的功能。面部皮肤内可见横纹肌，即表情肌。

第二节　皮肤生理

皮肤具有多种生理作用，主要包括以下几个方面。

1. 保护作用

正常的皮肤能够保护机体组织，防止机械性、物理性、化学性以及生物性损伤。皮肤覆盖在人体表面，表皮各层细胞紧密连接，真皮中含有大量的胶原纤维和弹力纤维，使皮肤既坚韧又柔软，具有一定的抗拉性和弹性。当受外力摩擦或牵拉后，仍能保持完整，并在外力去除后恢复原状。皮下组织较为疏松，含有大量脂肪细胞，有软垫作用，可缓冲外力的撞击，保护内部组织不受损伤。皮肤对电流有一定的绝缘能力，可以防止一定量电流对人体的伤害。皮肤的角质层和黑色素颗粒能反射和吸收部分紫外线，以保护机体内的器官和组织免受损伤。皮脂腺能分泌皮脂，汗腺分泌汗液，两者混合，在皮肤表面形成一层乳化脂质膜，可以滋润角质层，防止皮肤干裂，阻止体内水分蒸发和体外水分的透入。角质层细胞的主要成分为角质蛋白，对弱酸、弱碱的腐蚀有一定抵抗力。汗液在一定程度上可冲淡化学物质的碱度，保护皮肤。皮肤表面的皮脂膜呈弱酸性，能阻止皮肤表面的细菌及真菌侵入，并有一定的抑菌、杀菌作用。

2. 调节体温作用

皮肤有散热和保温的功能，体温主要受体温调节中枢的控制，通过血管收缩和汗腺排泄来完成。当外界气温较高时，皮肤毛细血管网大量开放，体表血流量增多，皮肤散热增加，同时，人体大量出汗，汗液蒸发过程中可带走身体的部分热量，使体温不致过高。当气温较低时，皮肤毛细血管网部分关闭，使体表血流量减少，减少散热，保持体温。

3. 新陈代谢作用

皮肤作为人体的一部分，其中的蛋白质、脂肪、糖、电解质及水分参与整个机体的代谢。皮肤的新陈代谢功能在晚上 10 点至凌晨 2 点之间最为活跃，在此期间保证良好的睡眠对保养肌肤大有好处。皮肤中有大量的水分和脂肪，它们不仅使皮肤丰满润泽，还为整个机体活动提供能量，可以补充血液中的水分。皮肤还能调节血糖的浓度，以保持血糖浓度的正常。

4. 分泌排泄作用

正常的皮肤具有一定的分泌和排泄功能，这主要是通过汗液及皮脂腺完成的。皮脂腺可分泌皮脂，滋润保护皮肤及毛发。皮肤的汗腺可排泄汗液，皮肤通过出汗排泄体内代谢产生的废物，如尿酸、尿素等。当肾脏功能失常时，汗腺还能够代替部分肾脏的排泄功能。

5. 吸收作用

正常皮肤具有吸收外界物质的功能，称做经皮吸收、渗透或透入。皮肤通过角质层、毛囊、皮脂腺及汗腺导管口吸收外界物质，尤其对脂溶性物质和油质类物质。皮肤并不是绝对致密无通透性的，它能够有选择地吸收外界的营养物质。皮肤直接从外界吸收营养的途径有三条，一为营养物渗透过角质层细胞膜，进入角质细胞内；再有，大分子及水溶性物质有少量可通过毛孔而被吸收；还有少量营养物通过表皮细胞间隙渗透进入真皮。

6. 感觉作用

正常皮肤内分布有感觉神经及运动神经，它们的神经末梢和特殊感受器广泛分布在表皮、真皮及皮下组织内，可感受外界的各种刺激，产生各种不同的感觉，如冷觉、压觉、痒觉、触觉、痛觉和温觉等。这些刺激，引起相应的神经反射向中枢神经报告而采取相应的措施，从而避免损伤和危险，维护机体的健康。

7. 免疫功能

表皮及真皮都具有主动参与免疫反应的细胞成分，因此皮肤是一个活跃的免疫器官，具有免疫系统的三大功能，即防御功能、自稳功能和免疫监视功能。

第三节　皮肤类型

由于个体差异，皮肤可分为干性、油性、中性、混合性和敏感性五种。了解自己皮肤的性质，对我们来说尤为重要。首先能使大家有针对性地、合理选择化妆品，做到科学护肤和正确美容；其次，还能预防一些皮肤病的发生。

1. 干性皮肤（干燥型皮肤）

此型皮肤的特点是皮肤角质层水分含量低于 10%，

pH＞6.5，油脂分泌少而均匀，无明显的出油现象，毛孔不明显，不易发生痤疮。皮肤看起来红白细嫩，干净美观，但经不起外界刺激，而出现皮肤发红、灼痛，有干燥性皮屑，易老化起皱纹；夏天易患日光性皮炎，冬天遇冷容易干裂，抗衰老性较差。

2. 油性皮肤（多脂型皮肤）

多见于青年、中年人及肥胖者。此型皮肤角质层含水量为20%左右，pH＜4.5，皮肤粗糙，皮脂腺分泌较多，毛孔粗大似橘皮，因而皮肤油腻，易受污染，容易阻塞皮脂腺分泌的出口而使细菌繁殖，易生痤疮导致化脓性感染。这种皮肤虽不十分美观，但对日光及恶劣环境的耐受力强，能耐受各种刺激，皮肤弹性好，面部皱纹也比干性皮肤出现得晚一些，耐衰老性强。

3. 中性皮肤（普通型皮肤）

多见于发育期的少女，介于以上两型之间，皮脂分泌与水分处于平衡状态，pH为4.5～6.5，皮肤组织紧密，厚薄适中，富于弹性，这是最理想的皮肤类型。面部皮肤光滑细腻柔软，洁白红润，不干燥，不油腻，也不敏感。此型可随季节而变化，天冷时近于干性，天热时近于油性，但30岁后易变为干性。

4. 混合性皮肤

是指干性和油性两种性质的皮肤混合存在的皮肤类型，80%的女性约为此种类型。前额、鼻翼、下颏部毛孔粗大，油脂分泌较多，而其他部位皮肤则较干。这是黄色人种中常见的皮肤类型，一般常见的混合性皮肤又进一步细分为以下三类。

（1）A型混合皮肤：只有整个鼻部为油性，其他部位为干性皮肤。

（2）T型混合皮肤：只有鼻部和额部为油性，其他部位为干性皮肤。

（3）O型混合性皮肤：鼻部、额部和颧骨部位均为油性，只有腮部为干性皮肤。

5. 敏感性皮肤（过敏型皮肤）

此类皮肤偏于干性，使用化妆品后易引起过敏现象，皮肤发红、瘙痒，出现斑疹、肿胀和疼痛，对冷热刺激都敏感，阳光照射后会出现过敏反应。某些平时皮肤正常的女性，在月经前1周至经期，皮肤状态发生变化，成为敏感皮肤。

皮肤类型主要与先天及后天因素有关，如遗传、环境、季节、饮食、营养、精神、睡眠、疾病、化妆品、药物及工作性质等因素，皆可影响皮肤的性质。

第四节　皮肤衰老与防治

1. 皮肤衰老的原因

面部皮肤老化包括自然老化和光老化。皮肤自然老化是指随年龄增长而发生的皮肤生理性衰老，从40岁开始，皮肤老化渐渐明显。光老化是因皮肤长期受到紫外线照射而引起的皮肤光化学性老化现象。皮肤老化的程度因人而异，通过采取一定的预防措施，可以延缓衰老的过程。

导致皮肤老化的原因有以下几个方面：

（1）内分泌紊乱：如妇女绝经期后，卵巢分泌的雌性激素明显减少，从而影响皮肤的弹性。

（2）不良的生活习惯：如熬夜、过度疲劳、吸烟、平日饮水量少等，可以引起皮肤出现色斑、干燥及皱纹。

（3）营养失调：因年龄增长，咀嚼和肠胃功能逐渐衰退；或者营养不良，影响脂肪的吸收，缺乏维生素等，都会导致机体组织缺乏营养，引起皮肤粗糙和松弛。

（4）精神因素：精神压力、极度苦恼和精神刺激会引起神经系统病变和早衰，组织营养不良，皮肤过早出现皱纹。

（5）护理不当：皮肤未能得到专业的护理，未能正确地使用美容化妆品和护肤品。

（6）紫外线的影响：长期日晒会使面部皮肤色素增加，并过度角化。污染的环境，对皮肤有不良的影响。

（7）某些疾病也会造成皮肤过早衰老。

2. 皮肤衰老的病理变化

表皮变薄，黑素细胞产生黑素能力减退，真皮萎缩，胶原纤维合成减少，深部血管扩张，新陈代谢减慢，细胞更新速度减慢，表皮修复时间增加，皮脂腺萎缩及功能减退，DNA 修复能力下降，免疫功能降低。

3. 皮肤衰老的表现

（1）出现皱纹：由于弹力纤维和胶原纤维退化变性，透明质酸减少，皮下脂肪减少，汗腺及皮脂腺功能减退，使皮肤弹力降低，皮肤松弛，常于眼睑、额部及耳部有皮肤下垂，并出现皱纹，下眼睑肿胀，并出现眼袋。

（2）皮肤机能衰退：因真皮变薄，含水量下降，皮肤中自然保湿因子减少，导致皮肤干燥，粗糙。因腺体萎缩，分泌功能降低，皮肤适应性显著下降，因此容易发生损伤且不易恢复。由于皮肤屏障作用的减弱，使用外用药或化妆品时尤应注意。

（3）色泽变化：因表皮色素增加，皮肤逐渐变暗变黄，暴露部位出现黑斑，其他部位产生白斑；由于皮肤黑素具有的保护作用减弱，细胞恢复能力下降，因此常发生慢性日光性损害，如脂溢性角化、癌前期病变如日光角化病、皮肤赘生物及血管瘤等。

（4）抵抗力下降：抵抗外界有害物质的能力减低，修复创伤速度减慢，伤口愈合速度变慢，皮肤敏感性提高，易受各种抗原刺激。

4. 防治皮肤衰老

皮肤衰老虽然是自然规律，但是通过采取一系列的保护措施，还是能够达到延缓皮肤老化的目的。例如通过培养良好的生活习惯、保持心情舒畅、保证充足的睡眠、坚持正确合理的饮食、加强体育锻炼等方式，以及正确合理地使用护肤品等方法，就可以保持皮肤的健美、延缓皮肤的衰老。

第五节　皮肤保健与保养

皮肤健美的标准和表现应该是皮肤红润光泽，柔软细腻，结实而有弹性，富有活力，光滑无皱。为了保持皮肤健美、延缓皮肤衰老，加强皮肤的保健和保养是非常重要的。

一、培养良好的生活习惯

（一）保持心理健康

良好的精神状态是皮肤健美的基础，时刻保持情绪乐观稳定，可以使交感神经处于正常兴奋状态，从而使皮肤血管扩张，血流量增加，代谢旺盛。经常微笑有镇静麻醉作用，可以使人精神放松，情绪改善，令病情好转；平衡血压，增强免疫功能；促进血液循环，锻炼皮肤，防止脸部松弛。反之，情绪紧张会影响健康和美容。

来自生活、工作和学习的压力容易导致自由基的产生。研究表明，自由基是导致皮肤老化的主要原因之一。自由基是一种高度活跃的化学因子，它会伤害细胞，使身体产生较多金属蛋白酶，而这种酶可以分解胶原蛋白。胶原蛋白是一种纤维状的蛋白质，它连接着支撑皮肤并保持皮肤紧绷有弹性的组织，胶原蛋白的分解可使皮肤过早下垂并产生皱纹。

（二）保证充足睡眠

俗话说"美人是睡出来的"，可见睡眠与皮肤美容有很大关系。皮肤的新陈代谢是有自身规律的，白天排除废物，夜里补充营养和自我修复，皮肤代谢最旺盛的时间是晚上 10 点至凌晨 2 点，在睡眠过程中，皮肤细胞的自我更新及修复功能最活跃，8 小时完全放松的睡眠，可使皮肤得到充分休息。因此早睡早起能消除疲劳，使皮肤更加健美。

睡眠不足会引起机体血液循环发生异常，使皮肤表面毛细血管代谢失调，所以长期睡眠不足会使皮肤失去光泽，出现色素沉着，或表现苍白和衰老。皮肤表面得不到充足的血液时，皮肤各细胞组织的新陈代谢便会受到极大的影响，循环受阻，细胞中的废物不能及时排出，皮肤得不到应有的营养，这样就会使皮肤细胞迅速衰老。睡眠不足往往会使皮肤干枯，产生皱纹，面色苍白、灰暗，眼部易发眼袋和黑眼圈。而且睡眠不足也会直接影响内分泌功能，这对皮肤也有较大损害。

（三）摒弃不良嗜好

一些不良的生活习惯，如饮浓咖啡及浓茶，会使人兴奋，导致失眠，副交感神经机能衰退，抑制胃肠运动与血液循环，从而造成皮肤的老化。

烟草中的化学物质对皮肤有破坏作用，吸烟能造成角质层含水量减少，真皮乳头层网状弹力纤维变性，嗜中性蛋白酶量增加，慢性真皮缺血。香烟中的尼古丁能影响皮肤的血液循环，造成皮肤营养障碍，烟中的一氧化碳与血红蛋白结合，能降低携氧功能，影响皮肤的含氧量，因而皮肤色泽变暗。吸烟的女性比不吸烟女性皮肤要显得衰老，尤其是两眼角、唇部及口角处皱纹明显增多。

酒精对皮肤的影响同尼古丁对皮肤的影响相似，酒精能消耗机体内的维生素和矿物质，摄入过多的酒精会使皮肤水分过量流失，减少皮肤中油脂数量，致使皮肤干燥，使皮肤过早衰老。即使是少量酒精，如果长期摄取也会导致皮肤老化。酒精能够阻碍体内血液循环，减缓皮肤的新陈代谢速度。过量饮酒会形成皮肤慢性血管扩张，甚至还会患上毛细血管扩张症。

（四）注意饮食均衡

食物与皮肤健康的关系极为密切。大量的实验和研究证明，科学合理的饮食，能保持皮肤的健美。食物是皮肤健美的营养基础，皮肤依赖于足够的营养物质来濡养，虽然皮肤不能直接吸收食物，但通过全身的代谢将营养物质输送到皮肤，以维持其正常的生理功能。如果皮肤得不到所需的营养，就会产生一系列的皮肤老化现象。

1. 摄入饮食的基本原则

（1）食物中要含有足够的营养和热量：人体热量的主要来源为蛋白质、碳水化合物和脂肪，从医学美容角度考虑，按 $4:11:5$ 的比例摄入是比较合适的，同时还要注意摄取各种维生素、微量元素以及水。

（2）食物种类应丰富：不同的食物含有不同的营养成分，不同种类的食品含有的营养要素是不同的，没有一种食物能够包括人体所需的全部营养物质。因此，如果偏食就必然会造成某些身体需要的营养素的不足或缺乏，从而影响人体的生长发育，有害于机体健康，并能引起某些疾病；而且偏食也可引起某些营养物质过盛而损害皮肤健康。

皮肤的粗糙往往是因血液酸性偏高造成的，日常饮食中所吃的鱼、肉、禽、蛋、粮食类均为生理酸性，这类食物会使血液中的乳酸、尿酸含量增高。如果这些有机酸不能及时排出体外，就会损害表皮细胞，使皮肤失去细腻和弹性。而新鲜蔬菜和水果中碱性无机盐，如钙、钠、镁、钾等含量较高，因此经常食用新鲜蔬菜和水果，能使体内碱性物质丰富，体内的酸性物质被迅速中和成无毒的化合物排出体外，使血液维持在比较理想的弱碱性状态，这样就保持了皮肤的光滑润泽。过多的摄入糖类，除了能诱发粉刺、毛囊炎、脂溢性皮炎外，还可使皮肤过早老化。美容学家的建议是，少食含糖的食品，多食富含抗氧化剂的蔬菜与水果。因此饮食结构要合理，应粗细搭配，荤素搭配。

（3）饮食应有规律，膳食要定时定量：要遵循"早餐吃饱，中午吃好，晚饭吃少"的原则。人如果不吃早饭，胃中长期空虚，则易得胃病，影响消化系统健康。晚餐过量，过食肥甘厚味，人就容易发胖。因此为了避免肥胖，人在睡前3小时内不宜进食。

2. 膳食纤维的重要性

绿色象征生命，新鲜的蔬菜含大量维生素和微量元素，其营养价值不可低估，而且几乎所有的蔬菜或多或少都具有抗癌作用。新鲜蔬菜中丰富的纤维素在肠道中吸收水分后形成的凝胶状物体，可以减慢肠黏膜对葡萄糖的吸收，因此对糖尿病的防治大有益处。膳食纤维还能吸附肠道内的胆固醇和胆酸，故能减少胆囊炎和胆石症的发生率，对动脉硬化和冠心病也有利。膳食纤维在结肠内经过肠道细菌酵解后产生的气体和代谢产物，可以增加肠道蠕动，促进排便，及时排出有毒的代谢产物，有效地预防肠癌。

3. 维生素和微量元素对皮肤的影响

维生素E能够强健肌肤，帮助皮肤抵御压力，将因日晒、污染、压力等不良因素而产生的自由基消除，防止肌肤过早出现细纹、松弛等现象；同时促进皮肤微循环，使面色自然红润而有活力。小麦胚芽、豆类、菠菜、鸡蛋、卷心菜、胡萝卜、茄子、鸡肝、葵花籽里，都含有丰富的维生素 E，食用富含维生素 E 的食物或营养补充品，可以由内而外抗氧化，从机体内部到皮肤表面达到全面延缓老化的目的。

维生素 C 能够促进胶原蛋白的合成，如果胶原蛋白的合成受阻，皮肤就会产生皱纹；受伤的皮肤不易愈合；血管也会因外围组织的支撑减少而破裂出血，产生紫斑。维生素 C 还有抗氧化作用，能够保护皮肤不受紫外线侵害，还原黑色素及抑制黑色素产生，淡化色素沉着，也可以改善皮肤色泽，故临床上常用于治疗色素斑。

维生素 B 族属于一组水溶性的维生素，来自于乳制品、绿叶蔬菜、谷麦及肝脏等。维生素 B_2 能促进细胞生长，保持皮肤、指甲及头发的健康，缺乏维生素 B_2 能引起脂溢性皮炎等疾病；维生素 B_3 能促进细胞的血液循环，预防及修补阳光对皮肤造成的伤害，缺乏维生素 B_3 能引起日光性皮炎，皮肤粗糙或黑斑等情况；维生素 B_5 能保护修复头发及皮肤的健康；维生素 B_6 能调节皮脂腺分泌及防止多种皮炎，同时可以减少暗黄色素的产生。

铁是预防贫血的无机物，尤其女性和儿童更容易缺乏。富含铁的食物有猪血、猪肝、黑木耳、蛋黄、海带、菠菜、紫菜、芹菜、黄豆、绿豆、茄子、西红柿、甘蔗、冬瓜、苹果、大枣等。

锌是人体内许多酶的原料，并参与核酸和蛋白质的代谢过程，在成纤维细胞增殖及胶原合成过程中，起主要作用。含锌较多的食物有鱼类、猪肉、牛肉、羊肉、禽类、肝、肾、蛋、奶、花生、核桃、豆类、麦芽等。

硒是一种强抗氧化剂，能够增强机体的免疫力和杀菌力，是保持机体健康必需的元素之一。含硒较多的食物有青鱼、沙丁鱼、肾脏、肝脏、肉类、蛋类、芝麻、麦芽、大蒜、啤酒酵母等。

4. 水对皮肤的影响

水是人类赖以生存的最基本物质之一，也是天然的皮肤美容营养剂。皮肤的含水量丰富，水分可为人体提供充分的体液和帮助身体排除废物。20～25℃的凉开水易透过细胞膜，能促进新陈代谢。因此人常喝水能从身体内部向细胞供应水分，清洁血管，清除体内杂质。水分充足，则皮肤滋润，体态丰满；水分供应不足，会使皮肤干枯无光泽，肌肉松弛而有皱纹。

应科学地饮水。每天饮水4～5次，每次1～2杯，每天喝7～8杯水，每天饮水总量不超过2升。早晨起床后空腹饮一杯水，及时补充代谢掉的水分，降低血液黏稠度，促进血液循环，使皮肤保持新鲜滋润，减少皱纹。不要等口渴了再喝水。饭后不要马上饮水，以免导致胃液稀释，增大胃容积，影响食物的消化吸收；睡前不宜多饮水，睡前饮水易诱发眼睑水肿和眼袋。不要一次饮水过量，否则会加重心脏、肾脏的负担，使水、电解质代谢紊乱，从而降低皮肤的免疫能力；大量出汗后，可适当饮用淡盐水，以补充丢失的盐分。不要过多饮用色素饮料，这些成分会刺激胃黏液，妨碍消化，影响食欲，增加肾脏负担。

如果有条件，可饮矿泉水和柠檬水。因为矿泉水含有钙、镁、钠等多种矿物质及二氧化碳，能强健脾胃、增加食欲，使皮肤细腻红润有光泽。而柠檬中含有丰富的维生素 C，对减少面部雀斑、黄褐斑，保持皮肤张力和弹性有十分明显的效果。常喝薄荷茶、菊花茶和绿茶也能得到美容的效果，这些饮料能加快体液循环，及时清除皮肤表面的代谢物，使皮肤清洁湿润。

（五）锻炼身体，增强体质

皮肤是全身的一部分，要保持皮肤健美，必须加强身体锻炼，增强体质。规律的运动可以给健康带来极大的好处，可以增强心肺功能，减少心血管疾病的发病率；可以控制体重，同时控制对热量的摄取；运动可以改善松弛的肌肤，并减低脂肪含量；运动还有助于消除精神紧张与压力，缓解失眠，有助于减少高血压、糖尿病与骨质疏松等疾病的发生。

对于皮肤来说，经常进行体育锻炼可增加皮肤对氧及负离子的吸收、加速废物排泄、增加血液携氧量，促进血液循环和细胞新陈代谢，使皮肤得到更多的营养，还可以舒缓压力，增强皮肤对外界环境的适应能力，使皮肤保持健美。

生命在于运动，而科学的运动方式是有氧运动。有氧运动即以增强人体吸入、输送与使用氧气为目的的耐久性运动，是指强度低、有节奏、不中断、持续时间长，并且方便易行，容易坚持的运动。要根据自己实际情况做各种适当的运动，慢跑、疾走、散步、游泳、滑冰、扭秧歌、健身操、瑜珈、气功、太极拳、骑自行车、跳绳等，都可以帮助身体增加获氧量，加速身体代谢的速率。

无论做何种运动，关键要做到持之以恒，经常参加体育活动，锻炼的效果才明显，所以体育锻炼不能三天打鱼、两天晒网；要做到循序渐进，运动量由小到大，逐渐进行；在体育锻炼时，要注意活动性和身体机能的全面提高，锻炼的形式要多样；应根据自身特点，选择活动项目，使体育锻炼更具有针对性；最后，还要强调运动的安全性，从事任何形式的体育锻炼都要注意安全，如果体育锻炼安排得不合理，违背科学规律，就可能出现伤害事故。

（六）积极防治皮肤病

各种疾病都能够影响人体的健康和皮肤的健美，有人说，皮肤是健康的一面镜子。内部器官功能正常与否，可以通过皮肤表现出来，所以应该做到预防为主，有病早治，无病早防。《内经》云："故圣人不治已病治未病，不治已乱治未乱，此之谓也。"说的就是这个道理。有原发病如甲状腺疾病、贫血、心脑血管疾病、肝肾疾病的患者，应及时治疗原发病，患皮肤病的病人也要及时去专科诊治，在治疗过程中，要正确合理地使用内服及外用药物，使皮肤早日恢复健康。积极地防病治病，对于强健机体及美容保健具有多重意义。

二、加强皮肤保养

（一）清洁皮肤

1. 清洁皮肤的目的

清洁皮肤是为了保护皮肤，清除污垢，保持皮肤的各项功能正常，预防疾病。皮脂、汗液、衰老的角化细胞、灰尘及化妆品混合在一起，形成污垢，堆积于皮肤，堵塞毛孔，影响皮肤正常的新陈代谢及分泌和排泄功能。面部皮脂腺丰富，若皮脂分泌过多，灰尘污染，并长期存在于皮肤上，将导致细菌繁殖，皮肤防御能力降低，易发生皮肤感染、毛囊炎和痤疮。因此清洁皮肤，能够保持脂质膜的新鲜，防止疾病发生。此外，现代人长期使用计算机，由于计算机辐射作用产生的静电，荧光屏表面能够吸附许多空气中的粉尘，使人体皮肤也会吸附灰尘，从而影响皮肤的分泌排泄功能，阻碍其新陈代谢。基于以上原因，皮肤必须经常保持清洁。

2. 清洁皮肤的方法

皮肤的清洁是利用洁面剂，彻底清除面部皮肤的污垢和异物，清除衰老的角化细胞和过多的皮脂，从而使面部皮肤保持洁净。清洁皮肤可分为表层清洁（普通清洁）、深层清洁和仪器清洁。

（1）普通清洁法：在清洁前应彻底用卸妆剂卸妆。洗眉、洗口红、洗眼部、眼线、睫毛胶，然后按额、鼻、嘴、下巴的顺序洗干净。选择适当的香皂、清洁霜或洗面奶清洁皮肤，用温水清洗，清除附着于皮肤表面的灰尘和油污。但是为了避免过多刺激，不应频繁清洗。

（2）深层清洁法：在普通洁面基础上，进一步清洁和护理。利用磨砂膏去除皮肤表层及毛孔内的污垢及皮脂，除去死亡的角化细胞，使毛孔畅通，保持皮肤正常的分泌排泄功能，减少痤疮的发生。此种清洁法可单独作为美容或皮肤护理项目而应用，但应阶段性采用，不可经常使用。其具体方法包括皮肤磨砂、蒸面、按摩和面膜等。

（3）仪器清洁法：是指利用离子喷雾机，对皮肤进行喷蒸，利用喷出的水雾，使老化的角质细胞软化脱落，使堵塞毛孔的皮脂溶解，毛孔畅通；也可使用无菌针头或真空吸管，挑刺或吸附粉刺、脓肿或囊肿等，以保持皮脂排泄畅通，促进皮损愈合，以减少痤疮的发生。

3. 清洁用水

水有硬水和软水之分。硬水中含钙盐和镁盐，井水、泉水和河水都属于硬水，含氯的自来水对皮肤有损伤，会使皮肤干燥、粗糙。清洁皮肤应用软水，如烧开的水、雨水和纯净水。正常人适宜的水温为 18～30℃，当 20～25℃时，水与人体细胞内的水分有很大的亲和力，适宜于皮肤与头发的保养。水温过热或过冷均会对皮肤产生不良刺激，超过 37℃则过热，热水易夺走皮肤中的水分，使毛细血管扩张，甚至出现细微爆裂。洗完皮肤后，毛细血管还来不及马上收缩，因蒸发、温差等使皮肤内的热量和水分很容易被带走。热水的溶解度高，容易洗去油脂，但这样会使皮肤失去保护，令皮肤失去光泽、干燥、松弛，并增加皱纹；但水温也不可过低，低于 10℃，则令血管收缩，毛孔封闭，会影响皮脂的分泌和汗液的排泄，也不利于污垢的清除，也会使皮肤干燥，产生皮屑，加剧老化现象。如皮肤为油性，可多用温热水清洁，或先用热水再用冷水清洗。皮肤干性或老年人可多用冷水，少用热水。但在冬季，清洁的水温要比室温高，与体温接近才适宜洗脸，因为这样容易溶解和去除面部污垢和油脂，同时又不刺激皮肤。

4. 清洁剂

（1）清洁剂的种类：包括清洁霜、香皂、卸妆油、洗面奶、磨砂膏和去死皮膏（液）等，它们的主要成分和作用也各有不同。

1）香皂是人们普遍使用的洁肤品，其特点是质地细腻紧密，泡沫丰富，去污力强，可用于全身，是一种使用方便的洁肤品。由于香皂中各种成分含量不同，添加的营养成分也不同，所以又分为普通清洁香皂、透明美容香皂和具有杀菌效果的护肤皂。

2）清洁霜是以矿物油为主体的清洁用品，主要用于化妆的皮肤及油性皮肤的清洁。

3）洗面奶是目前市场上最为流行的洁肤用品，品种繁多，是一种不含碱性或含弱碱性的液体软皂。洗面奶利用表面活性剂清洁皮肤，对皮肤无刺激；并可在皮肤上留下一层滋润的膜，使皮肤细腻光滑。主要用于日常普通洁肤及卸除面部淡妆。

4）卸妆油是以矿物油为主体的卸妆用品。主要用于卸除面部浓妆及油彩妆，其清洁的机理主要是油溶性，对于油彩妆的清洁效果比清洁霜更为显著，但对皮肤的刺激也较强。

5）磨砂膏是指含磨砂颗粒的洗面奶或膏之类的洗面剂，其清洗作用强，能洗掉一般洗面剂洗不掉的污垢，能够抑制皮脂过多，促进角质脱落，祛除粉刺和皮屑，使得皮肤清洁干净、新鲜和细腻。磨砂膏适用于油性皮肤，毛孔粗大，皮肤粗糙者。而中性皮肤、干性皮肤、感染性皮肤、敏感性皮肤及皮肤细嫩者避免使用。用法是先用清水洗面，并用蒸汽喷雾2～3分钟，使表皮软化，将膏体均匀涂于面部，注意避开眼周，按摩1～2分钟后清洗掉。

在使用过程中一要避免用力，以免过于刺激，造成皮肤损伤。二是不可多用，最好每月 1 次，因其对皮肤有一定刺激性，能使角质层变薄，皮肤受损，抵抗力下降，加速老化，并易发生皮肤疾病。

6）去死皮膏（液）是一种可以帮助剥脱皮肤老化角质的洁肤用品。去死皮膏（液）附于皮肤后，其中的酸性物质使角化细胞溶解，除去这些膏液时，可以把溶解的角化细胞一起带下来，起到净化皮肤的作用。与磨砂膏一样，只可定期使用。

（2）清洁剂的选择：选择洁肤用品时应注意其酸碱性，虽然碱性越大，清洁效果越好，但过强的碱性容易刺激皮肤，患皮肤病者尤其要加以注意。油性皮肤要选用弱碱性的硬皂或洗面奶；干性皮肤选用多脂皂（如婴儿皂）或洗面奶；中性皮肤选用含碱量小的软皂（如香皂）或洗面奶；敏感性皮肤最好不用肥皂，应使用防过敏、柔和的洗面奶。洗脸的香皂一定要比洗澡的香皂柔和，而且任何情况下都不能用洗衣肥皂及洗衣粉清洁皮肤。

（3）清洁剂的用法：取适量的洗面奶置于掌心，用另一只手的食指将掌心上的洗面奶分别点于额、鼻、两颊及颏部，然后用双手中指和食指分别在面部各点打圈，将洗面奶均匀涂擦于脸部，打圈的过程就是按摩的过程，额部和两颊都是向上、向外打圈，眼部从内眦沿上睑向外眦部再沿下睑向内眦方向打圈，鼻部用手指上下涂擦，口周呈半弧形来回涂擦，以上每个动作各做 10~15 次，时间约10 分钟，涂擦或按摩完毕用温水洗净，用毛巾印干。对油脂过多的鼻翼、前额等部位，要认真清洗；因眼周围皮肤娇嫩，清洗时不要擦太多的洗面奶，洗面动作要柔和，切忌粗重。

皮肤的衰老与所受的刺激成正比，频繁洗脸可破坏皮脂膜的完整性，使皮肤的抵抗力下降，易发生皮肤干燥、脱屑及皮炎。因此干燥性皮肤、衰老皮肤或冬季，一般可早、晚各清洁1次，若夏季可3~4小时清洗1次。

5. 蒸汽美容

（1）蒸汽美容的作用

1）蒸面具有皮肤深层清洁作用。通过蒸汽熏蒸使毛孔开大，可使毛囊及角化细胞软化，使化妆品残留物、灰尘、皮肤的排泄物、皮脂及角化碎片、形成粉刺的角栓等顺利排除，使皮肤得到彻底清洁，使皮肤感觉清爽、光滑和细腻。

2）补充皮肤水分，增加皮肤湿度，保持含水量，增强皮肤的张力和活力，保持皮肤弹性，防止皮肤老化，防止皱纹过早出现。

3）改善皮肤微循环和代谢作用，增强皮肤、神经、血管的营养供应，使皮肤保持红润、光泽和柔嫩。

4）增加氧离子的吸收和释放，改善皮肤的酸碱度和皮肤性质。这是通过皮肤血液循环，新陈代谢及皮肤排泄分泌功能的改善而完成的。活性离子氧可抑制皮脂腺的分泌，对油性皮肤有良好的调理作用，同时在其热效应的作用下，能加强皮肤有氧代谢，增加氧合血红蛋白在组织中的释放，使皮肤供氧改善，促成上皮细胞再生。

5）增强营养物和药物的吸收作用。由于毛孔增大，毛细血管扩张，血管壁、细胞膜的通透性增强，提高了药物分子的穿透能力；同时由于皮肤表层含水量增加，也有利于营养物质及药物的吸收，涂营养护肤品后，可增强化妆品的渗透性，使其更好地吸收。

（2）蒸汽美容的种类：包括毛巾法、自然蒸汽法、药熏美容法、蒸汽喷雾法等。离子蒸汽喷雾法，是运用高科技手段将普通蒸汽进行离子化处理，利用离子的光化学作用使其转变为离子蒸汽，其蒸汽颗粒更小，雾化更完全，加上活性氧离子的生物学效应，从而提高了美容及治疗作用。药物离子蒸汽喷雾法是离子喷雾美容机经改造后，加入药物成分，使药物的有效成分同时喷出，以加强美容的作用。

（3）适应证：适用于各种皮肤，尤其油性、毛孔粗大者。而对患有急性皮炎、湿疹、皮肤感染、皮肤外伤、毛细血管扩张症、玫瑰性痤疮、支气管哮喘、高血压及心血管疾病者不易应用。

（4）具体操作方法：蒸汽美容作为系统美容护理中的项目，应在皮肤清洁后进行，同时配合按摩，每周可进行1～2次。每次蒸汽的时间要根据皮肤的性质而定，油性皮肤可进行15分钟，中性皮肤可进行10分钟，干性皮肤可进行5～10分钟，皮肤敏感者时间要短，5分钟即可。

（5）在运用此法美容时，应正确合理使用，不要频繁蒸面，过频的蒸面会破坏皮脂膜，使皮脂及水分流失，皮肤少了保护屏障，使皮肤抵抗外界有害物质的能力下降，这是护肤的禁忌。在操作过程中还应注意安全，严防发生烫伤事故。

6. 按摩

（1）按摩的作用

1）按摩具有改善神经感受器的功能，强化大脑皮质与肌肉、血管、神经的反射弧，使毛细血管扩张，促进血液循环，增强局部的新陈代谢，促进细胞活力增强，达到健美皮肤、预防疾病及延缓皮肤老化的目的。

2）能够调节及改善皮肤附属器如皮脂腺、汗腺的功能，促进其排泄和清除多余的皮脂及表皮角质，更好地清洁皮肤，使皮肤富有弹性，并改善肤色。

3）改善淋巴循环，促进皮下积滞水分的排除，消除水肿，预防皮肤松弛。

4）能增强皮肤、肌肉的弹性和张力，改善血液循环，使皮肤润泽细腻，防止皱纹的产生，增强皮肤对营养物、水分、药物的渗透和吸收作用，达到美容的效果。

5）使人精神放松，缓解紧张，消除疲劳，改善全身状态，使血管紧张度减弱，血压下降。使局部皮肤潮红，皮温升高，感觉良好。

（2）按摩方法：在按摩过程中，应注意按摩的频度，一般皮肤包括中性、轻度油性或干性皮肤，每月可进行3～4次；油性或色素沉着、粉刺、皱纹皮肤，每月可进行4～6次。次数不可过频，频繁按摩反而会导致皮肤松弛，出现皱纹。按摩时间要适度，如是日常洗浴，洗面时的自我按摩，每次2～3分钟，力度宜轻，专业按摩宜10～15分钟。若是美容按摩，每次为15分钟，塑形按摩为10分钟。血压正常者10分钟，血压高者15分钟。以保养、防皱为目的，约15～25分钟。

（3）按摩时应熟悉面部组织解剖及常用按摩穴位。掌握按摩的手法和方法，频率和力度合适。按摩动作和手法要有连续性、灵活性。要合理安排按摩时间，按摩必须顺肌肉纹理方向进行，要根据皮肤需要选用不同的按摩膏或营养霜，起到润滑作用，避免按摩损伤皮肤。

7. 面膜

面膜美容是现代流行的美容护肤方法之一，愈来愈受到人们的青睐，它源于我国传统医学的药物外治法，随着时代发展，美容医学的兴起，使之成为美容皮肤科和美容护理的一个必不可少的美容手段。美容面膜是以高分子化合物和有机溶媒为基质，加入营养物质、药物或两者混合制成膏状制剂，涂于面部后，很快氧化形成薄膜状，因而称之为面膜或药膜。

（1）面膜的作用：面膜呈水状或糊状，紧贴于皮肤，在面部与空气间形成一层隔膜，它能避免皮肤角质层水分的蒸发，使局部温度升高，并在干燥、凝固的过程中使毛孔收缩，对皮肤产生一定的吸附力。同时还将皮肤表面的皮脂、毛孔中的灰尘和污垢等吸附在薄膜上，达到深度清洁的目的。面膜中所含对皮肤有营养作用的成分，随着表面角质层软化而渗透，更有效地被吸收。除去面膜后面部皮肤就显得格外光滑细腻，清爽而富有弹性。

总之，含有不同成分的面膜分别有保湿、保温、营养、清洁、治疗和缓和皮肤的作用，适用于不同的皮肤。它可以使油性皮肤脱脂，粗大的毛孔得到收缩，干枯皱纹的皮肤滋润光泽，敏感性皮肤得到治疗控制。

（2）面膜的分类

1）按面膜的功能进行分类，可分为护肤营养面膜、祛皱面膜、增白面膜、消炎祛痤面膜、抗过敏面膜等。

2）按面膜的成分分类，可分为中草药面膜、矿物质面膜、植物面膜、生物面膜、化学面膜等。

（3）面膜的使用方法：首先进行面部清洁，然后避开眼周和口周，将面膜用毛刷均匀涂于面部，面膜迅速成为薄膜状。约20～30分钟后，除去薄膜，用清水冲洗即可。护肤每周2次，治疗可酌情处理。

（二）养护皮肤

1. 护肤类化妆品的种类及作用

护肤用的基本化妆品主要是由油脂性柔软剂、调湿剂和水分经乳化制得的膏霜及乳液，此外还有化妆水和面膜等。这些护肤品能够补充适当的水分和油分，使皮肤保持滋润光滑，富有弹性，将其涂搽于皮肤表面之后，形成保护层，避免外界环境的各种刺激，维护皮肤健美，延缓皮肤衰老。此类化妆品，基质中包括油脂蜡和多元醇类保湿剂，对人体皮肤是无害的，而发生化妆品皮炎者往往是由于其中添加的香料、防腐剂或其他添加剂所致。

护肤品包括润肤霜、冷霜、雪花膏、营养蜜、防晒膏、化妆水、防裂膏等。

（1）润肤霜中水分和油分比较平均，水分含量在30%～50%，油性适中，性质介于雪花膏和冷霜之间，是用来保持皮肤滋润光滑的护肤品，可使皮肤柔软而有弹性。

（2）冷霜含油分比润肤霜和雪花膏多，水分含量在

15%～50%，涂敷于皮肤后，因水分吸收热量后蒸发而有清凉的感觉，故称为冷霜。长期使用可令皮肤滋润而柔软。

（3）雪花膏的含水量比冷霜、润肤霜都多，约占膏体的70%，无油腻感，用后滋润而不黏滞，舒适滑爽，适合油质皮肤使用，也可作为男女日常护肤面霜，是人们喜爱的护肤用品。

（4）营养蜜亦称奶液或乳液，是一种黏稠流动性化妆品，含水分高，含油分在30%以下，多数为水包油型乳化体，使用方便，无油腻感，感觉舒适，涂敷于皮肤后使皮肤滋润、清爽、柔软而光滑。

（5）防晒膏（油、水）是用于防止因过强的日光照射而使皮肤受到伤害的护肤品。防晒化妆品涂敷后，在一定的时间内会有效地保护皮肤不受紫外线的伤害。

（6）化妆水是液体化妆品，呈透明状，其主要成分是精制水，其次是乙醇或保湿剂，其他组成成分有柔软剂、增溶剂、增黏剂、防腐剂等，这些成分含量很少。化妆水的种类很多，有使皮肤柔软滋润的润肤型化妆水，有收缩毛孔绷紧皮肤的收敛型化妆水，有清洁脱屑的碱性化妆水和保湿性强的柔软型化妆水，以及补充皮肤营养成分的营养型化妆水等。

2. 护肤品的选择

要根据自身的皮肤状态及不同的季节，合理选用化妆品。

（1）根据皮肤性质选择护肤品。皮肤状态的好坏，与个体的年龄、性别、健康状况、生活习惯及工作性质均有关。中性皮肤一般可使用弱酸性、油脂含量适中的护肤类化妆品；干性皮肤及老年人应用油包水之霜剂为宜；油性者应以清水及中性较缓和的肥皂洗面后，外用含油脂少的水剂或水包油之霜剂护肤品。对于混合型皮肤来说，也要遵循以上的原则。

（2）人体皮肤的性质在不同的季节条件下会发生变化，因此在选择化妆品时应考虑到天气变化的因素。春季要根据个体皮肤性质，少用油脂较多的化妆品，面部也应多做些清洁护理，但对于干性肤质的人还是要使用含油脂适中的护肤品，同时还要使用具有防晒、抗炎、抗过敏作用的化妆品；夏季不宜过多使用洗涤剂，要选择无刺激性的中性洗面奶或沐浴露，不宜选用霜膏型化妆品或大面积涂粉底，可选用水剂或水包油性的乳液，同时也需用防晒化妆品；进入秋季，应选用柔润皮肤、营养皮肤的奶液或霜剂；冬季应以营养皮肤为主，选用含油较多的冷霜、油包水型的乳剂或油剂。清洁皮肤时不宜用强碱性的洗涤剂。

（3）根据年龄选用化妆品。青年人适宜使用含油脂少的水剂或冷霜类化妆品；老年人宜用含油脂较多、有祛皱润肤作用的护肤品。

3. 使用护肤品时的注意事项

（1）了解化妆品的功效，不迷信进口产品，不轻信虚假夸大的不实宣传。要根据自身皮肤的性质以及需要，合理选用化妆品。

（2）基础化妆品最好使用同一家的产品，因为化妆品是特殊用途的化学药品，使用不同厂家的化妆品，易引起过敏反应。尤其在夏季，人体皮肤的汗腺及皮脂腺分泌排泄功能旺盛，紫外线强烈照射等因素易致过敏反应。过敏性皮肤的人必要时可以在使用化妆品前做斑贴试验。一旦选择好适合自己的化妆品后，应相对固定，不要随便、频繁更换化妆品，以减少不良反应发生。

（3）不要使用过期的化妆品。化妆品放置时间过久，会使基质中的乳化剂分解或油脂成分腐败，变质的化妆品易刺激皮肤发生炎症。

（4）不要过量使用化妆品。使用化妆品时应遵循简单、适量的原则，化妆品应均匀薄搽，太厚则易堵塞毛囊和汗腺，影响汗液和皮脂的分泌和排泄，特别是过量使用粉质、霜类化妆品，更易堵塞皮脂腺和毛孔，降低皮肤代谢和吸收功能，因此导致化妆品痤疮。同时大多数化妆品都含防腐剂、香精、色素等人工合成添加剂，如果过量使用，则会加重皮肤的负担，不利皮肤防护。粉剂或软膏中含有多种重金属，可诱发色素沉着，长期外用可通过皮肤吸收引起慢性中毒。

（5）不要常用药效化妆品。药效化妆品处于医药品与化妆品之间，它是在化妆品中加入药物，使之作用于皮肤，起到辅助治疗作用。药效化妆品的过敏性反应要比一般化妆品高。皮肤上有正常存在的菌群，起到防止其他细菌和真菌侵袭的作用，如果经常使用药效化妆品，会杀灭这些正常的菌群，并产生耐药性，给治疗疾病增加难度。

4. 美容修饰类化妆品的使用

美容修饰类化妆品是指以美化修饰为目的的化妆品，包括各种香水、香粉、粉底霜、眼影、唇膏、指甲油及彩妆品等。

化妆是一种暂时性修饰皮肤的手段，如果人长期化浓妆，则会使皮肤粗糙，产生色素沉着，影响皮肤的正常生理功能，促使皮肤过早衰老。因此无论是在日常生活中化淡妆或浓妆，还是使用演出妆，在夜间休息前一定要充分地去除残留的化妆品，彻底清洁皮肤，可使用卸妆剂，去除唇膏、再去除眼部、眉部的化妆品，最后除去面部其他部分的化妆品。

（三）避免强烈日光照射，预防皮肤老化

1. 日光对皮肤的影响

日光是太阳发射的辐射线，包含不同波长的电磁波，由可见光、红外线和紫外线组成。红外线产生热效应，紫外线产生化学效应。

日光是健康所不可缺少的，尤其是具有化学作用的紫外线和具有温热作用的红外线。红外线能调节皮肤的功能，促进皮肤及内脏器官的血液循环，使新陈代谢旺盛，皮肤营养供应充足，令皮肤健美，面容红润。紫外线作用于皮肤内的脱氢胆固醇，使其转化为维生素 D，有杀死皮肤表面细菌的功能，并能强化钙和钾的作用，促进骨质生长。

过强的紫外线对人体皮肤伤害较大。紫外线按波长可分为长波（320～400nm,）、中波（290～320nm）、短波紫外线（180～290nm）。其中短波紫外线由于臭氧层的吸收及散射不能到达地面，到达地面的是长波紫外线 UVA 和中波紫外线 UVB，其中中波紫外线对人体的危害最大。

日光对皮肤的损伤包括：

（1）晒伤或晒黑：皮肤受强光照射后，很快出现皮肤潮红、灼热感和疼痛，发生水疱和水肿，经 2～3 天，晒伤现象消退后呈现色素沉着。

（2）各种皮肤病：如日晒伤、日光性皮炎、多形性日光疹、项部菱形皮肤、日光性角化病等。可诱发皮肤病或加重皮肤病，如化妆品所致日光性皮炎、颜面黑变病、红斑狼疮及荨麻疹等。

（3）皮肤老化：过度照射会导致表皮细胞新陈代谢紊乱，妨碍真皮中胶原纤维生长，使其萎缩变性，皮肤失去保水能力，缺乏张力，失去弹性和充实性。在人体暴露部位如面、颈及手背等部位，会出现皮肤敏感、表皮变薄，出现皱纹、干燥、松弛和色素斑。

（4）皮肤癌：长期照射日光，会诱发癌症。从皮肤癌的发病率来看，白种人高于黄种人和黑人，高原多于平原，低纬度地区多于高纬度地区。在我国，皮肤癌较少，为各系统器官中肿瘤发病率最低的一种。

2. 紫外线的侵袭方式

由于地球环境日益恶化，空气污染，大气层中的臭氧层受到破坏，使得太阳照射到地球表面的紫外线也呈现增加的趋势，紫外线对肌肤的侵袭更加直接。无论天气如何，紫外线的这种作用均存在。一天之中，正午（上午 10 点至下午 2 点）是日光中紫外线照射最强的时间。春季虽温暖和煦，但紫外线也很强烈；6 月份达到高峰，进行草地、海滩及水上运动时，中波紫外线强烈照射；夏秋季中即使是多云的天气，紫外线也会透过云层到达地面；冬季阳光照射到雪地和冰场上，反射回的紫外线会被肌肤加倍吸收。歌厅中的紫光灯、卤素灯，美容院的太阳灯都会发出紫外线。在室内，紫外线会穿透玻璃，而这些光线对皮肤都是有害的。

3. 防晒方法

一年四季，无论身处何种环境都要注意防晒。防晒不仅是为了防止晒伤，更重要的是保护皮肤健康。儿童更要避免在阳光下长时间停留，因儿童期过度日晒会对皮肤造成无法挽回的伤害，而这种伤害只有在成年后才表现出来。

（1）使用防晒保养品是避免紫外线伤害的要素之一。应将含防紫外线成分的保养品作为日常肌肤的基础保养，有效地隔离紫外线，可以避免皮肤晒黑，也可使已晒黑肌肤逐渐地转白。

1）防晒品是在配方中加入了一定量的防晒剂，分为物理性和化学性两种。物理性防晒剂是指氧化锌，钛白粉等一些无机粉质，当它们的粒径小到一定程度后可反射和散射紫外线，从而避免紫外线直接接触皮肤；化学性防晒剂是指一类有机物，将紫外线吸收后再以较低的能量形态释放出来，可避免紫外线的直接损伤。根据其吸收紫外线光波长的不同，又可分为 UVA 和 UVB 吸收剂。如果既要防晒黑又要防晒伤，就要加入 UVA 和 UVB 的防晒品来达到要求。

2）防晒品的 SPF：SPF 又称防晒因子，用来评价防晒品防 UVB 的效率，也就是被防晒品保护的皮肤产生红斑的最小紫外线剂量的比值。这个值越高表示对 UVB 的防护能力越强。SPF15 能有效隔离 90% 以上的紫外线；SPF30 并非等于 SPF15 两倍以上；SPF50 只能隔离 95% 的紫外线。防晒系数越高的产品，防晒的时间长一些，但却含较多的防晒成分，且含有过度的黏性成分，势必会对皮肤增加负担，对肌肤有潜在的刺激，可导致痤疮的发生。

3）防晒剂的选择：理想的防晒品应具备较高的安全性能，对皮肤无刺激，无毒性，无过敏性，并无光感性，配伍性要好，不与其他化妆品组合起反应，也不与生物成分相结合。选择防晒化妆品时，应首先注意 SPF 和 PA 的强度，其次是耐水性、耐汗性，再者是好的伸展性，涂抹之后皮肤不变白、不油腻、能防水、舒服自然。选择防晒化妆品还应遵循个体化的原则，敏感肌肤的人和儿童，应选用低敏感性的产品；油性肌肤和痤疮患者则应选用标有不会生成粉刺的产品；而经常户外活动的人应选用抗汗防晒化妆品；游泳或水上运动者应选用防水产品。

4）防晒剂的使用方法：在使用防晒霜之前，要做好基础保养，清洁皮肤，擦润肤露，防晒霜同防晒粉底一起使用，效果更好。应在外出前 30 分钟涂抹完毕，出门前再补搽 1 次，且每次至少有 1~2ml 的量方可达到最佳的防晒效果。中午的紫外线强度高，防晒成分分解得快，应每 2 小时补抹 1 次。在上午 10 点到下午 2 点紫外线最强烈时段应尽量避免外出。

（2）其他防护品

1）遮阳伞：普通的浅色伞对紫外线没有阻拦作用；深色伞如深蓝、墨绿、黑色好一些；最好是具有抗紫外线材料的伞。

2）太阳镜：既能保护眼睛，又能防晒，茶色和灰黑色镜片最能抵挡强光，镜框边缘要厚，镜架要宽，与鼻梁部要贴合，不让光线有隙可乘。

3）帽子和长袖衣服等能共同抵抗紫外线入侵。这些措施，至少可以有效阻挡大部分的 UVB，因为 UVB 的穿透能力较差，而布料具有防晒能力，棉质衣服的 SPF 值大约为 15～40；针织浅色衣服的 SPF 值大约为 4～9。就颜色而言，深色的防晒效果最好，浅颜色的防晒效果较差。所以阳光强烈时，最好穿深色衣衫，而不是白色的，白色衣服只反射热度，却无法阻隔紫外线，黑色、红色、紫色的棉质衣服是防止紫外线的较佳选择。

（3）经常食用新鲜水果蔬菜，如胡萝卜、西红柿和柑桔等；口服维生素 C、B 族维生素；要大量饮水，补充水分；生活规律，保证充足睡眠。

第六节　头皮与头发生理

一、毛发的组织结构

毛发是由角化的上皮细胞构成。毛发在皮肤表面以上的部分称为毛干，在皮肤以内的部分称为毛根，毛根末端膨大的部分称为毛球，包含在由上皮细胞和结缔组织形成的毛囊内，突入毛球底部的部分称为毛乳头，毛乳头含丰富的血管和神经末梢，为毛球提供营养，以维持毛发的营养和生成，如发生萎缩，则毛发脱落。毛发由同心圆状排列的角化上皮细胞构成，由内向外可分为髓质、皮质和毛小皮。髓质由含色素的多角形细胞组成；皮质为梭形细胞构成，与毛发的弹性有关。毛小皮为毛发的最外层，由一层薄而透明的角化细胞构成，彼此重叠如屋瓦状。毛小皮能耐受摩擦和腐蚀，是毛发的保护层。毛囊位于真皮和皮下组织中，由内毛根鞘、外毛根鞘和结缔组织鞘组成。在毛囊的上三分之一处为皮脂腺的开口，皮脂腺分泌皮脂，润滑皮肤和毛发，使毛发光滑柔顺而有光泽。

二、头发的生理特性

1. 头发的数量

黄种人大约有 10 万根头发，毛发的数目是由外胚层的原发性上皮胚芽细胞决定的，因此头发的数量在出生时就已固定，不会再增加。头发的颜色、形态、粗细和卷曲度受到基因遗传的控制，因人种和个体而不同。

2. 头发的生长周期

每天每根头发的生长速度约为 0.3mm，每月 30 天即可生长 1cm 左右，头发的生长速度与季节、年龄以及个体的身体健康状况有直接的关系。

毛发的生长周期可分生长期、退行期和休止期。呈周期性地生长与休止，其中 80% 毛发处于生长期。但全部毛发并不处在同一周期，故人体的头发是随时脱落和生长的。不同类型毛发的周期长短不一，头发的生长期约为 5~7 年，接着进入退行期，约为 2~4 周，再进入休止期，约为数个月，最后毛发脱落。此后再过渡到新的生长期，长出新发。正常人每日脱落约 50~100 根头发，故平时洗头或梳发时，发现有少量头发脱落，乃是正常的生理现象，但脱落得太多，就须及时医治。

毛发的生长与脱落主要受头发本身的生长期的控制，但也受其他因素如种族、内分泌、疾病、精神状况、性别、年龄和季节等因素的影响。

3. 头发的理化特性

头发的基本成分是角质蛋白，角质蛋白由多种氨基酸组成，其中以胱氨酸的含量最高，它们提供头发生长所需的营养与成分。

4. 头发与腺体的关系

（1）性腺：雄性激素有刺激毛母细胞生长的重要作用。睾丸酮可促进胡须、腋毛或阴毛的生长。故这些部位毛发脱落者，可局部注射睾丸酮。

（2）肾上腺：它通过促肾上腺皮质激素对肾上腺皮质的作用，影响毛发的生长。若肾上腺皮质的雄性激素分泌旺盛时能引起女子多毛症。同时和脑下垂体机能亦相关，若脑下垂体机能退化时，毛发就可能减少或脱落。

（3）甲状腺：甲状腺功能对毛发的生长起重要作用。若它的功能失调时，眉毛的外 1/3 处或颞部的毛发出现脱落；当甲状腺功能减退时，不仅毛发的颜色减退呈灰白色，而且毛发还发生脱落。

5. 头发与皮肤及皮脂腺的关系

毛发是皮肤的附属器之一，皮肤对毛发具有非常重要的意义。健康的皮肤能够为头发的生长发育提供充足的营养，如果皮肤发生疾病，头发也会随之发生变化，甚至难以生存。

皮脂腺的正常分泌，保证了皮肤和毛发的健康。在头皮上有皮脂腺和汗腺，皮脂腺和毛发是共生的。皮脂腺分泌皮脂，汗腺则分泌汗液，皮脂腺正常分泌的皮脂和汗腺排出的汗液，混合乳化后形成乳化脂膜，对毛发的生长起到滋养作用，使头皮润泽，头发柔顺乌黑，富有弹性。皮脂中含有的脂肪酸能够和碱性物质中和，可以抑制头皮上的微生物的生长繁殖。若皮脂腺分泌过度及皮脂腺化学成分异常改变，可促使皮肤表面的某些细菌、真菌大量繁殖，从而影响毛发的健康。如果皮脂分泌过少则导致头皮和头发干燥，如果皮脂分泌过多，则头皮及头发油腻，容易吸附空气中的尘土，堵塞毛孔，发生脱发。

6. 头发的功能

（1）保护作用：头发是人体的重要组成部分，头发是皮肤的附属器官，是头部的第一道防线。它能使头部免受外界机械性刺激和细菌的侵害，对健康起着重要作用，另外还可以缓冲各种刺激对头部的伤害，阻止或减轻紫外线对头皮和大脑内组织器官的损伤。

（2）保暖和散热作用：头发能发挥调节体温的作用。天气寒冷时，头皮的血管收缩，头发能使头部保持一定的热量；天气炎热时，血管扩张，头发又能对外散发热量。因此，头发具有既能保温又能散热的双重功能。

（3）美容作用：拥有一头亮丽乌黑的秀发，会给人增添无限的魅力和风采，也会令人得到一种潇洒飘逸的美的享受，因此头发的质量、颜色和发式已经越来越引起人们的重视。

（4）排泄作用：头发也是一种排泄器官，如果人体内的有害重金属元素如汞、砷等，都可从头发中排泄到体外。

（5）协助诊断疾病：可以通过检测头发中的微量元素的含量为诊断多种疾病提供依据。

（6）充当生产原料：因为头发具有耐腐蚀性，具有感受温度和湿度的功能，因此成为很重要的工业原料、防腐材料和高灵敏度的气象探测元件；头发中含有 18 种氨基酸，是人体中重要的营养物质，从头发中提炼出的氨基酸可供医药、化妆品和食品等行业使用。

7. 中医对毛发的认识

（1）头发与脾的关系：脾有运化水谷精微与水湿的功能，人体气血津液的生化，依赖于脾所消化吸收的食物营养精微物质。脾气健旺则气血旺盛。若脾气虚弱，则气虚血少，毛发缺乏气血的濡养，就会影响头发的生长和发育，出现脱落、稀少。

（2）头发与肝的关系：肝主疏泄，主藏血，具有调畅全身气机和血液运行的作用。肝的疏泄功能正常，则气机调畅，气血调和。如果肝的疏泄功能失常，肝气郁结不畅，则脏腑气血瘀滞，发失所养而干枯脱落。

（3）头发与心的关系：心主全身的血脉，血脉依赖心气的鼓动而运行全身。人的心气充足，则推动血液循环，营养全身。心又主神明，在临床中不少脱发患者，出现心烦、失眠、多梦、健忘等精神方面的症状，而这多由心气不足或心血不足导致。气血虚弱，可使毛发失养而出现毛发干枯、早白或早脱。

（4）头发与肺的关系：肺主气，司呼吸，主皮毛。肺的精气营养着人体皮毛。所以肺气充盛，则腠理密实，皮毛润泽；如果肺气不足，则毛发枯萎、脱落。

（5）头发与肾的关系：肝主藏血，肾主藏精，肝肾同源。精生于血，其华在发。头发的生长发育依赖于肾精的滋养，头发的盛衰与肾气的盛衰，有着密切的关系。精气充盈，气血旺盛，则头发茂密光泽；如肾气衰弱，精血不足，则发白而易脱落。

附：头发日常护理

一、全身养护

（一）保持心情愉快，睡眠充足

1. 神经因素对头发的影响

大量的临床资料已经证明，精神紧张、劳累、恐惧、忧虑以及突然的精神刺激等因素可使头发明显脱落。当机体处于紧张状态时，会产生一系列的应激反应，从而使神经内分泌失调，导致各种病理变化，如酶、激素、免疫功能及细胞代谢功能的异常，影响头皮皮脂分泌，可使供应头皮的血管发生痉挛，头发根部的毛乳头缺乏营养，头皮组织由于供血不足变得缺乏弹性，头发失去营养，逐渐变细、干燥，最后脱落。

2. 睡眠对头发生长的重要性

睡眠与脱发关系十分密切，因为睡眠具有保护大脑皮层神经细胞的重要作用。在睡眠时，神经细胞处于抑制状态，使在清醒时被消耗的能量及时地得到补充。头发也是这样，睡眠时，毛囊吸取各种营养，使头发不断地生长。充足的睡眠能加强皮肤的血液循环，使血液充分地到达皮肤各层，为皮肤和毛发提供充足的营养，消除皮肤的疲劳。

失眠是因大脑兴奋性提高，造成睡眠时间不足，或是睡眠质量不好，入睡困难，或睡后易醒。在临床实践中发现，各种类型的脱发患者多伴有失眠现象。因神经衰弱而长期失眠的人头顶部皮肤供氧不足，毛囊逐渐萎缩，毛发干枯发黄、发质变脆，易于折断、脱落。加之毛囊周围的皮脂腺受二氢睾酮的刺激，皮脂分泌增加，皮脂增多，堵塞毛孔，导致炎症加重，生发困难。长期失眠还会导致头皮免疫功能失调，毛细血管长期痉挛收缩，毛囊得不到血液的供给而提前进入休止期，形成斑秃、全秃，甚至普秃。因此，建立正常的生活秩序，养成良好的睡眠习惯，保证睡眠时间，是拥有健康美丽秀发的基础。

由上述可见，保持心情愉快、睡眠充足，对头发的健康至关重要。

（二）饮食全面均衡

保持食物中的营养平衡是维护头发健康的重要条件之一。头发需要各种营养，头发主要是由角蛋白和蛋白质构成，含有胱氨酸等多种物质及铁、锌、铜等微量元素。因此保持平衡饮食，合理摄取富含蛋白质、维生素和矿物质的食品十分重要。头发一旦失去营养，就会发丝变细，颜色变得灰白，发质干枯，甚至脱落。因此，只有保证食物中有足够而且均衡的营养成分，才能有利于头发的生长。

（1）氨基酸和维生素是头发生长的必需营养成分。缺乏蛋白质、B族维生素、叶酸和泛酸时，头发会变成灰白色。富含氨基酸的食物多为动物性食品，如鸡、鸭、鱼、虾、牛肉、牛奶等。除此之外，还有豆类、芝麻、葵花子、核桃、花生与叶类蔬菜等植物蛋白质，这类食品可以促进头发角质蛋白的合成。维生素 B_6 和维生素 E 有预防白发和促进头发生长的作用，富含上述维生素的食品有包心菜、麦片、花生、葵花子、豆类、香蕉、蜂蜜、蛋类、猪肝、酸乳酪等。

（2）微量元素能防治头发的脱落。如果矿物质摄入不足，也会影响头发生长。这是因为铁、锌、铜、钙等微量元素是人体组织细胞和皮肤毛发中黑色素代谢的基本物质，缺乏这些物质会引起头发过早变白。缺乏金属元素锌会导致头发脱落，出现秃顶。人体内缺钙时，头发会过度变粗、干燥且脆弱易断。缺乏铜、铁、钴，则会使头发逐渐泛黄直至变白。

水果富含维生素和矿物质，饱和脂肪酸含量低。如樱桃富含微量元素铁，能促进血红蛋白的生成；苹果富含果糖和葡萄糖，还有苹果酸、鞣酸、维生素、矿物质、蛋白质和脂肪等营养成分；大枣含有丰富的糖分及维生素C等。

黑色食品中则含有较多微量元素，常见的包括黑豆、黑米、黑木耳、黑枣、黑芝麻、乌鸡等。碘可促进毛皮质中黑色素的形成，有助于细胞增生活跃，产生足量的黑色素，碘缺乏时黑发在生长过程会变成白色。海产如紫菜、小鱼干、蚬等，有助于保持血液酸碱度的平衡，尤其是海鲜中的碘、硫、铜和蛋白质，是生发及养发的必要物质。海带、贝类中的钙质对头发乌黑光润有特殊功用。此外，菠菜、芹菜、豆类、柠檬、橘子等为碱性食品，不仅有抑制酸性作用，还含有许多构成发质所必需的微量元素，对头发的营养有很大的帮助。

（3）脱发患者应忌食辛辣油腻甘甜之品。因为这些食品含头发生长所需的营养成分较少，影响毛囊的营养。糖类分解时所产生的高热能，会使汗腺、皮脂腺分泌旺盛，皮脂增多堆积，阻碍营养吸收，影响头发生长。肥肉含动物性脂肪，其中胱氨酸含量太少，会促使皮脂腺分泌过盛，导致皮脂外溢，影响毛囊功能，使头发脱落。糖和脂肪在代谢过程中，都会产生酸性物质，影响血液酸碱值，妨碍皮肤和头发的健美。酒精能酿湿生热，妨碍皮脂腺的正常分泌，令头发脱落。饮酒还会影响肝脏功能，令头发的气血供应受阻，发失所养而脱落，酗酒还会导致胃肠疾病，影响蛋白质、维生素及矿物质的吸收，从而影响头发生长。辛辣食品如葱、蒜、辣椒、胡椒、芥末等刺激性食物，可使头发失去滋润而焦枯易落。

绿色蔬菜中碱性无机盐（钙、镁、钠、钾等）的含量较高，多吃新鲜蔬菜，能使体内碱性物质充足，使体内的酸性物质迅速中和排出体外，能使血液维持在比较理想的弱碱性状态中。可以多吃冬瓜、竹笋、白萝卜、胡萝卜、大白菜、豆制品、菠菜、香菇、黑木耳和猴头菇等。

（4）由于偏食等因素而引起的营养不良，以及因消化不良、慢性消耗性疾病而致营养不均衡或吸收障碍，也是引起头发脱落的原因。因此，日常生活中应注意饮食尽量多样化，才能保证头发的健美。

二、头发的养护

（一）洗发

拥有一头健康的秀发，首先需要有清爽洁净的发质作为基础，所以无论从医学、还是美学角度讲，清洁头发都是美发护发中最基本、最关键的部分。

人体头部约有 10 万根毛发，每一根毛发的毛囊根部都与皮脂腺紧密相连，这些皮脂腺每天都在不断地分泌皮脂。过量的皮脂很容易造成污垢和头皮屑的堆积，堵塞毛囊和皮脂腺，影响皮脂的正常分泌排泄，阻碍毛发根部的营养吸收，使头发变得干燥枯黄，重者还可引起脱发。尤其是在夏季，或油性发质的人，由于头部皮脂分泌十分旺盛，头发油腻，若得不到及时的清洗，很容易沾染灰尘污垢，导致发质表面粗糙，梳理时易造成发质受损、头发开叉甚至断裂。而不洁的头发更易发生感染，引起毛囊和皮脂腺的炎症。经常洗头，及时清除头皮和头发表面的污垢，去除病菌赖以生存的环境，能明显减少头皮屑的产生，增加头发的柔顺程度，更加便于梳理。同时，经常洗头还能够保持皮脂腺的正常分泌，维持和调节皮脂的平衡，令头发更富有光泽和弹性。

因此，保持头发的健康与美丽，最好的护发方法莫过于经常、定期清洗头发。

1. 洗发频率

关于洗发的次数的问题，因人、季节和环境不同而异。每个人应根据自己的发质类型、季节及职业的不同，决定每周的洗头次数。

油性发质者，每周洗 2～3 次，才能保证头发的清洁与健康；中性发质者每 3～5 天洗 1 次；干性发质者可调整为每周 1 次。如气温升高或经常在户外运动者，头发容易受到强烈的紫外线和空气中灰尘的刺激，为避免发质受损，可以每天洗头。

如果在夏季，由于皮脂分泌旺盛，头发油腻，皮脂及皮屑堆积很厚，头发容易打结，不易梳理，则可相应缩短洗发周期，而冬季可适当延长。夏天如果想每天都洗，可以隔一天只用水冲洗，而不使用洗发剂。因为洗头过勤对头皮和头发的保养不利，皮脂除了有润发、使头发光滑柔顺的作用之外，皮脂中的脂肪酸还有抑制细菌和真菌的作用。洗头过勤会失去很多皮脂，刺激头皮产生皮屑，造成头皮干燥、发痒，头发干燥变脆，加快头发的脱落。

2. 洗发方法

科学地洗发是护发养发的关键。若选用不当的洗发用品或采用不正确的洗头方法，不仅不能有效地清洗、护理头发，反而会造成头发的损伤。

在洗发前应先将头发梳理通顺，并依次刷去发干、发根、头皮上的尘垢，这样就可以避免洗发时拉断头发，明显减少洗头时的脱发量。洗发时宜选择矿物质含量较低的软水，特别是头发干燥的人若用硬水，里面的盐碱性物质可使头发变脆，且不易清洁。如果生活用水就是硬水，可煮沸晾温后洗头，或者在水中加一小匙醋，这样可软化水质。水温不宜过高，一般可选择40℃左右的温水，因水温过低难以去除油垢，过热则易刺激皮脂分泌，增加头皮屑，致头皮干燥，头发松脆易断。油性头皮的人可用热一点的水洗头，利于除去污垢，但也不宜过烫；干性头皮的人用温水为宜。无论什么类型的头发都不可以用冷水，因为温度过低，去污效果差，清洗不彻底。

先将头发浸入水中，待全部浸湿后，将洗发剂倒入手中，摩擦起泡后涂于头发上。洗发剂用量要适度，如果过多，会因其中的化学物质浓度过高而引起头皮刺激，产生头皮屑。用指腹和手掌均匀柔和地搓揉发根和头皮 3～5 分钟，使洗发水与头发充分结合，不要用指甲抓挠和搓洗，注意不要无顺序地用力搔抓头发，避免头发断裂或打结，损伤头皮。待全部搓洗完毕后，用清水反复冲洗头发 3～5 次以上，直到彻底冲洗干净为止。略微擦干头发，将护发素均匀地抹在整个发区，轻轻按摩 3 分钟左右，然后以清水反复冲洗，洗掉多余的护发素。护发素中的营养成分可在头发表面形成保护层，使头发光泽柔软，滋润有型，便于梳理。然后用干毛巾轻轻吸干水分，将湿发用干毛巾包裹吸干或擦干水珠，不宜用力擦干头发。洗净后应自然风干，避免用强电热风吹干，然后用梳子（最好是黄杨木梳或水牛角梳）梳理头发。

不要让日光晒干湿头发，紫外线照射不仅会加速头发中水分的蒸发，而且还会导致头发中蛋白质在酸性环境下发生化学反应，从而使头发受到损伤。洗发后也不要头发未干就入睡，因为刚洗完的头发的鳞片都处于张开的状态，此时的头发在与枕头相互摩擦的作用下，易发生损伤和折断。而在这种潮湿的环境中也易繁殖细菌，进而损伤头皮和头发。因此，为了保持秀发健康，洗发后应等其自然干燥后，方可入睡。在寒冷的冬天，早晨尽量不要洗头发，一旦洗头要及时擦干头发，以免着凉引起感冒。

3. 洗发剂的选择

由于目前洗发用品种类繁多，其中含有多种化学物质，使用不当则可对头发产生不良影响。因此要根据个体的实际情况，尽可能选择适合自己发质类型、质量好、刺激性小、温和有效的洗发剂，以避免在使用过程中对发质造成损害。

（1）头发的类型可分为油性、干性和中性。油性头发表现为头部皮脂分泌旺盛，头发油腻，头发清洗后不久即出油，易污染衣物。干性头发表现为皮脂分泌较少，头发干燥，头皮屑较多，洗发过频会令头发焦枯。中性则位于两者之间。选用洗发剂的原则是，油性者宜选用去脂性强的洗发剂，干性者宜用营养性洗发剂，而中性者用一般性即可。

（2）洗发剂的类型是多种多样的，但都必须有去脂清洁和养护作用。目前市售的各种洗发香波，一般分普通型洗发香波、洗发护发二合一香波和特种去屑香波。普通型洗发香波的主要成分都是表面活性清洁剂，它的特点是洁发能力强，泡沫丰富，适合油性发质的人使用，也适合中性发质者。二合一洗发香波除有清洁剂外，还含有润发护发成分，能够滋润头发，使头发光滑柔顺，易于梳理，刺激性小，使用方便，适用于干性头发和中性头发。油性发质就选择含护发素量小的香波。去屑香波，或称药物香波，是指在香波中加入药物成分，从而起到消除头屑的作用，如市售的采乐洗发液，即2%酮康唑洗发香波，特别用于由糠秕孢子菌感染引起的脂溢性皮炎、头屑增多者。而中性发质者不必使用此类香波。

（3）干性头发不要用碱性太强的洗发剂，否则会刺激头皮，增多皮屑，损伤头发。油性的头发，或患有湿性脂溢性皮炎、毛囊炎的人可用硫磺皂洗头，此类药皂去污能力强，有一定的消毒杀菌作用。洗发后应该用护发素，一方面能闭合头发表皮鳞片，恢复头发弹性，使头发表面光滑，保湿润发，令头发乌黑光亮，易于梳理；另一方面，能修护头发已损伤的毛小皮鳞片，补充失去的营养和水分，避免头发受外界刺激因素的侵害。使用洗发护发品后应该及时用清水冲洗干净，如头发中残留有少量洗发剂成分，会刺激头皮。不要频繁更换洗发产品，开始使用后，如果头发洗后清爽柔顺，感觉舒服，说明选用的洗发剂比较恰当，如果用了一段时间还是觉得头皮发痒，头皮屑增多，头发干燥，那就是表示你不适合用此种洗发剂，可以更换其他的洗发品种。

（二）梳头

中医认为，经络遍布人体全身，人的气血靠经络运送到达全身，营养四肢百骸，而头是"诸位之首"，人体的十二经脉和奇经八脉都汇聚于头部，大小穴位四十多个，以及十多处特别刺激区汇聚于此，所以头顶"百会穴"因此而得名。梳头能够起到针灸按摩的作用，通过刺激头部的穴位和经络，达到防病治病、调整气血、强身健体的目的。

（1）经常梳理头发，能疏通经络，活血化瘀，改善头发及颅内营养。梳头可以促进大脑运动，能够健脑安神，还能刺激头颈部穴位，促进颅内血液循环，使脑神经兴奋性提高，血管扩张，淋巴回流加快，从而改善颅内的供氧，减缓脑细胞老化过程，增强记忆力，起到健脑防衰的作用。常梳头还可以防治头痛，当用脑过度感觉疲倦时，梳头数分钟，则会感到轻松舒适。通过梳理头发，刺激头皮，能使紧绷的神经得到放松，使紧张、痉挛的血管得以舒张，因此对血管神经性头痛、偏头痛及神经衰弱等病证均有治疗作用。

梳头有按摩头皮和清洁头发的功能，通过刺激头皮，可使头发根部血液循环加快，增加毛囊的血液供应，有利于毛发的生长，并使发根坚固，发色黑润。梳理头发还可以清除头发里面的灰尘、污垢及皮脂腺和汗腺的分泌物以及夹杂在其中的微生物及病菌，使头部保持清洁，促使皮肤的皮脂腺分泌，改善头部皮肤的新陈代谢。

（2）梳子以木梳为好，其中以黄杨木最好，枣木次之，水牛角或玉梳则更好。梳子要软硬度适中，梳子的疏密程度应按头发疏密和软硬程度而定，如头发粗而密的，应用间隔大的梳子，如头发细软者，则要用间隔较小的梳子。梳子的齿不要过尖，应圆钝为好，以免伤及头皮。塑料制的密齿梳容易产生静电，并拉扯头发，所以不适用。

（3）梳头时应注意要用力均匀，不可太过用力，不宜过度牵拉，以免损伤头发，使毛发折断脱落。梳头要按顺序，应从前额开始再向后。梳头有类似于按摩的作用，因此梳头也可用手指，稍用力在头部按摩，对头发的养护有很好的作用。

按摩是保养头发的一个很重要的方法。通过按摩的机械作用，可以促进头皮部的血液循环，从而保持头发的健康和美丽。按摩是将手指在头皮上轻轻揉动，按照头皮血液流向心脏的方向，按前额、发际、两鬓、头颈、头后部发际的顺序进行。每次各做 30 次，早、晚各 1 次，也可用梳子梳头，可以起到同样的效果。按摩可以促进皮脂分泌，因此，油性头发按摩时用力轻些，干性头发可稍重些。

（4）女孩子扎马尾不要太紧，头发受到长期强力的牵拉，会影响到毛囊的供血，头发吸取不到足够的营养会脱落。梳头太紧还会造成头发的机械性损伤，易出现结节性脆发症，甚至机械性脱发、管状毛发等。因此，自然简单梳理是护理头发的基本原则。

（三）防止阳光暴晒

当阳光照射到头发上时，其主要组成成分蛋白质就会吸收阳光里的紫外线，而紫外线能产生光降解作用，令氨基酸之间的链接断裂，秀发因此变得干枯、脆弱、暗淡。因此，夏季外出最好带草帽或打伞。如果要到海边游泳，更要注意保养头发，因为海水中的盐分对头发有伤害。若头发中含有盐分，更能吸收阳光中的紫外线，加重头发受损伤的程度。可以事先在头发上涂适量的发油，还应戴不透水的游泳帽，而且游泳后一定要将头发冲洗干净。

三、烫发

（1）烫发是指利用物理或化学的方法，将本来的直发变得弯曲，或使弯曲的头发变直，然后做出各种发型。因此烫发成为美化容貌的一种方法和手段。烫发一般分两种，电烫和冷烫。电烫法是用碱性药水，用电吹风为热源，通过加热，把头发烫成各种弯曲的发式。电烫时温度不宜过高，以免将头发烫焦变脆，使头发失去光泽，变干折断，损伤头发。干性发质者不宜用电烫。

（2）目前通常使用的是冷烫法。烫发剂由氧化剂和还原剂构成。烫发精均是以化学合成的对苯二胺、巯基乙酸类物质为主要原料制成的，通过化学药品改变头发的正常结构，将头发弯成各种卷曲形状。其原理是基于冷烫液中含有的强还原剂巯基乙酸能切断头发中胱氨酸分子的二硫键，使之还原为巯基，使头发具有可塑性，被卷夹而形成波浪形。冷烫液中添加有氨水、火碱等碱性物质以加速还原反应，最后用氧化剂过硼酸钠使头发胱氨酸分子的二硫键重新结合，使头发不再具有可塑性，将已成型的波浪卷固定下来。

（3）烫发会对头发有一定的损伤，冷烫时使用的冷烫液必须透过毛发的保护层毛小皮，进入毛皮质，破坏头发的角质蛋白，并使毛小皮和毛皮质的二硫键断裂，这样便降低了头发的抗拉力和弹性。这些化学成分都会损伤头发、头皮和毛囊，使头发的油脂分泌减少，使乌黑滋润的头发变黄变脆，失去光泽，并容易脱落。烫发除对头发有不良影响外，对头皮也有刺激作用，烫发剂接触到头皮上，会出现红斑、水肿、丘疹、水疱及渗液等急性接触性皮炎的症状。如果烫发水流入眼睛里，还会导致急性结膜炎，对眼睛造成伤害。因此在烫发时注意冷烫液用量不宜过大或接触时间过长，不要将烫发剂涂到皮肤上，也要避免流入眼睛中。烫发的周期不应过短，一般以 3~6 个月 1 次为宜。

以下几类人群不宜烫发：①头皮有损伤者、头部患有皮肤病者，均不应烫发，以免损伤头发，使头皮发生炎症，或加重病情。②无论何种脱发，都不应烫发，因烫发会加重症状。③孕期与哺乳期妇女不宜烫发。此时她们的头发脆弱，易脱落，烫发会加剧头发脱落，且化学剂对胎儿及婴儿不利。④头发过于纤细脆弱者及未成年人不宜烫发。烫发会影响头发的正常生长，还会伤及头皮。⑤野外作业者不宜烫发。因头发常受阳光照射，会使头发干枯、脱落，如已烫发，最好用帽子、头巾进行保护。

四、染发

染发就是改变头发的颜色，如将白发染黑，或用化学方法将头发脱色，或将头发染成各种彩色。染发剂的主要成分是对苯二胺和双氧水。

1. 染发剂的分类

（1）暂时性染发剂：是一种利用水溶性聚合物和油脂的吸附性，或利用高分子树脂的黏结性使染料沉积在头发表面上，形成着色覆盖层。由于这些染发剂的颗粒较大不能通过表皮进入发干，洗涤一次就可除去在头发上着色的染发剂。

（2）永久性染发剂：即氧化永久性染发剂，是目前市场上常用的染发剂产品，此种染发剂为低分子的二剂型氧化染发剂，它不含有一般所说的染料，本身并无染发作用，当它被氧化后才能变色。染发剂中染料中间体和耦合剂各不相同，产生不同的色调，使头发染上不同的颜色。由于染料大分子是在头发纤维内通过染料中间体和耦合剂小分子反应生成的，这种大分子色素一般不会从毛发中游离出来，所以染色的持续时间较长，不容易通过毛发纤维的孔径被冲洗掉色。

2. 染发的不良反应

（1）对头发的影响：主要是毛发断裂，由于染发剂浓度过强，氧化聚合时间过长，温度升高而致。频繁使用漂发剂也会使角质蛋白纤维断裂，使毛小皮受损，导致头发失去光泽，表面粗糙。另外，大多数染色剂中都含有不同种类的酒精，会导致头发干燥。

（2）对皮肤的影响：使用染发剂引起的皮肤过敏反应，称染发性皮炎或接触性皮炎。在染发当天或几天后出现，表现为接触部位的皮肤出现红斑、肿胀、丘疹、丘疱疹、水疱，甚至大疱、渗液等症状。严重者可扩散至面、颈、眼睑和上胸部。手部接触染发剂后也可出现这些症状。如果皮肤有外伤或患皮肤病，皮肤的抵抗力下降，吸收化学药品的能力增强，可导致慢性蓄积中毒，孕妇有可能发生胎儿畸形。

（3）对全身的影响：染发剂存在潜在致癌危险性。染发剂接触皮肤，而且在染发的过程中还要加热，使苯类的有机物质通过头皮进入毛细血管，然后随血液循环到达骨髓，长期反复作用于造血干细胞，可导致造血干细胞的恶变而发生白血病。染发剂中的对苯二胺是国际公认的一种致癌物质，它可以使遗传物质发生突变，并在人体各部位堆积，引起细胞癌变。

3. 染发的注意事项

（1）不可频繁染发，染发次数越少越好，一年不得超过两次。

（2）应该尽量选择含天然染料的染发剂，使用前应仔细阅读说明书，了解其成分、使用方法等。避免选择低档劣质产品。应少用永久性染发剂，使用永久性黑色染发剂的消费者，最好考虑换用颜色较浅的染发剂，因为颜色越黑的染发剂毒性越大。不要用不同的染发剂同时染发，因染发剂之间有可能会发生化学反应，损害人体。

（3）头皮有破损者，或头面部患皮肤病者，均不宜染发。患有高血压、心脏病者以及孕妇也不宜染发。

（4）染完头发后，要多清洗几次，不要让染发剂残留在头发上；洗头时，不要抓破头皮，以免引起中毒。

（5）过敏性体质者最好不要染发。为预防染发剂过敏，最好先用染发剂做皮肤试验。最简单的方法是：涂少许染发剂在耳后皮肤上，不要覆盖，不要触摸，不要清洗，观察皮肤变化。更准确的是斑贴试验，将染发水滴几滴在纱布上，贴于前臂内侧皮肤，维持 48 小时，如果皮肤没有红斑、水肿、丘疹或水疱等反应，则表示没有过敏反应。反之，若红肿起疱，则不可使用。

4. **染发皮炎的治疗方法**

首先应该立即停用染发剂，以后也要禁用类似的染发用品。同时彻底冲洗染发剂的残留物。然后在医生的指导下进行及时有效的治疗。一般可口服抗过敏药，如氯雷他啶、西替利嗪、依巴斯汀等，每日 1 次。过敏反应严重者，可静点维生素 C、葡萄糖酸钙注射液，或合用皮质类固醇激素。在系统治疗的同时，也可外用 3% 硼酸溶液或生理盐水等，清洗皮损处；再用 6～8 层纱布浸湿于硼酸溶液，湿敷在患处，每日 3 次，有利于皮损红斑、肿胀消退和渗出液的收敛干燥。

五、防治头皮屑

1. 形成头皮屑的原因

头皮屑是头皮上出现的灰白色鳞屑，如糠秕状，用手轻轻抖动即可如雪花般飘落下来。实际上头皮屑是头皮角质化过程中的正常代谢产物，随着皮肤的新陈代谢，它也在不断的脱落。当机体或皮肤功能异常时，头皮屑可明显增多。头皮屑主要有两种形式，一种是干性的头屑，细薄而干燥，由于皮脂分泌过少，角化的表皮脱落后粘附在头皮上；另一种油性头皮屑，皮屑片大而黏腻，是因油脂分泌过多，皮脂和污秽尘埃等混在一起干燥后形成的。

造成头皮屑增多的原因比较复杂，与年龄、体质、内分泌、饮食、卫生习惯及真菌感染有关。头皮屑的产生也有可能受体内荷尔蒙分泌变化的影响，如青春期女性在经期前后有可能受头皮屑的困扰。精神紧张、睡眠不足、压力长期不能有效释放，也是头皮屑产生的重要原因。春秋季节气温变化，也会令头皮屑增多。食用刺激性的食物也可能会导致头皮屑增加。

2. 防止头皮屑产生的措施

（1）戒食刺激性食物，少吃煎炸、油腻、辛辣及过甜食品。不饮酒及咖啡。平时可适当服用 B 族维生素，也可多食富含 B 族维生素的食物，如奶制品、豆制品、动物肝脏和新鲜蔬菜，可食用一些含锌较多的食物，如糙米、羊、牛、猪、鸡、奶和蛋等。

（2）用温水洗头，因水过热会刺激头皮油脂过度分泌，而水温过凉则令毛孔收缩，发内的污垢不能完全清洗，所以用30℃左右温水洗头较为适宜；发胶等化学性用品会伤害发质，刺激皮肤，同样会加剧头皮屑生成，因此应少用。

（3）每日勤梳头，不要用指甲抓挠头皮，应用指腹轻轻按摩头皮，不但可增加血液循环，还可减少头皮屑形成，也可减少脱发。

第三章　按摩美容常用穴位和手法

　　人体的穴位很多，每个穴位定位的准确与否，直接影响美容按摩的效果。因此，掌握常用经穴的位置和主治，是取得良好美容效果的基础。

第一节　常用穴位

　　1. 头面部常用穴位

　　百　会

　　【定位】头顶正中，后发际直上 7 寸。简便定位法：两耳尖连线的中点，属督脉。

　　【主治】①痴呆、中风、失语、瘛疭、失眠、健忘、癫狂痫证、癔病等神志病证；②头风、头痛、眩晕、耳鸣等头面病证；③脱肛、阴挺、胃下垂、肾下垂等气失固摄而致的下陷性病证。

　　神　庭

　　【定位】前额正中线，入发际 0.5 寸处，属足阳明胃经。

　　【主治】①癫狂痫、失眠、惊悸；②头痛、目眩、目赤、目翳、鼻渊、鼻衄等头面五官病证；③失眠、惊悸等神志病证。

上　星

【定位】前发际正中直上 1 寸，属督脉。

【主治】①头痛、目痛、鼻渊、鼻衄等头面部病证；②热病，疟疾；③癫狂。

头　维

【定位】额角发际直上 0.5 寸处，属足阳明胃经。

【主治】头痛、目眩、目痛等头目痛证。

印　堂

【定位】两眉头连线的中点，属经外奇穴。

【主治】①痴呆、痫证、失眠、健忘等神志病证；②头痛，眩晕；③鼻衄，鼻渊；④小儿惊风，产后血晕，子痫。

睛　明

【定位】目内眦旁 0.1 寸，属足太阳膀胱经。

【主治】①目赤肿痛、流泪、视物不明、目眩、近视、夜盲、色盲等目疾；②急性腰扭伤，坐骨神经痛；③心动过速。

鱼　腰

【定位】眉毛的中点，属经外奇穴。

【主治】眉棱骨痛、眼睑瞤动、眼睑下垂、目赤肿痛、目翳、口眼㖞斜等眼部病证。

攒　竹

【定位】眉头凹陷中，属足太阳膀胱经。

【主治】①头痛，眉棱骨痛；②眼睑瞤动、眼睑下垂、口眼㖞斜、目视不明、流泪、目赤肿痛等目部病证；③呃逆。

太　阳

【定位】眉梢与外眼角连线的中点向后约 1 寸凹陷处，属经外奇穴。

【主治】①头痛；②目疾；③面瘫。

瞳子髎

【定位】目外眦旁 0.5 寸，属足少阳胆经。

【主治】①头痛；②目赤肿痛、羞明流泪、内障、目翳等目疾。

丝竹空

【定位】眉梢处的凹陷中，属手少阳三焦经。

【主治】①癫痫；②头痛、目眩、目赤肿痛、眼睑瞤动等头目病证；③齿痛。

承　泣

【定位】目正视时，瞳孔直下，眼眶下缘与眼球之间凹陷处，属足阳明胃经。

【主治】①眼睑瞤动、迎风流泪、夜盲、近视等目疾；②口眼歪斜，面肌痉挛。

四　白

【定位】目正视，瞳孔直下，当眶下孔凹陷中，即承泣穴下 0.4 寸，属足阳明胃经。

【主治】①目赤痛痒、眼睑瞤动、目翳等目疾；②口眼歪斜、三叉神经痛、面肌痉挛等面部病证；③头痛，眩晕。

迎　香

【定位】鼻翼中点旁开 0.5 寸，鼻唇沟中，属手阳明大肠经。

【主治】①鼻塞、鼽衄、口歪等局部病证；②胆道蛔虫症。

地　仓

【定位】口角旁开0.4寸，属足阳明胃经。

【主治】口角歪斜、流涎、三叉神经痛等面局部病证。

人　中

【定位】人中沟上1/3与下2/3交界处，属督脉。

【主治】①昏迷、晕厥、中风、中暑、休克、呼吸衰竭等急危重症，为急救要穴之一；②癔病、癫狂痫证、急慢惊风等神志病证；③鼻塞、鼻衄、面肿、口歪、齿痛、牙关紧闭等面鼻口部病证；④闪挫腰痛。

承　浆

【定位】颏唇沟的中点，属任脉。

【主治】①口歪、齿龈肿痛、流涎等口部病证；②暴喑，癫狂。

廉　泉

【定位】前正中线颏颈交界处，正当舌骨体上缘的中点，属任脉。

【主治】中风失语、暴喑、吞咽困难、舌缓流涎、舌下肿痛、口舌生疮、喉痹等咽喉口舌病证。

颊　车

【定位】下颌角前上方约一横指处，咬牙时咬肌隆起最高点处，属足阳明胃经。

【主治】齿痛、牙关不利、颊肿、口角歪斜等局部病证。

下　关

【定位】颧弓下缘与下颌切迹之间的凹陷处，闭口有孔，张口即闭，属足阳明胃经。

【主治】①牙关不利、三叉神经痛、齿痛、口眼歪斜等面口病证；②耳聋、耳鸣、聤耳等耳疾。

听　宫

【定位】耳屏正前方，微张口时呈凹陷处，属手太阳小肠经。

【主治】①耳鸣、耳聋、聤耳等耳疾；②齿痛。

听　会

【定位】耳部屏间切迹前，下颌骨髁状突的后缘，张口有孔，属足少阳胆经。

【主治】①耳鸣、耳聋、聤耳等耳疾；②齿痛、口眼歪斜。

耳　门

【定位】耳屏上切迹前，下颌骨髁状突后缘凹陷中，属手少阳三焦经。

【主治】①耳鸣、耳聋、聤耳等耳疾；②齿痛，颈颌痛。

翳　风

【定位】乳突前下方，平耳垂下缘的凹陷中，属手少阳三焦经。

【主治】①耳鸣、耳聋等耳疾；②口眼歪斜、面风、牙关紧闭、颊肿等面、口病证；③瘰疬。

角　孙

【定位】平耳尖处的发际，属手少阳三焦经。

【主治】①头痛，项强；②目赤肿痛，目翳；③齿痛，颊肿。

风　池

【定位】颈项部胸锁乳突肌与斜方肌之间、后发际上1寸，属足少阳胆经。

【主治】①中风、癫痫、头痛、眩晕、耳鸣、耳聋等内风所致的病证；②感冒、鼻塞、衄血、目赤肿痛、口眼歪斜等外风所致的病证；③颈项强痛。

率　谷

【定位】耳尖直上，入发际1.5寸处，属足少阳胆经。

【主治】①头痛，眩晕；②小儿急、慢惊风。

2. 胸腹部常用穴位

天　突

【定位】胸骨上窝正中，属任脉。

【主治】①咳嗽、哮喘、胸痛、咽喉肿痛、暴喑等肺系病证；②瘿气、梅核气、噎膈等气机不畅病证。

璇　玑

【定位】前正中线上，胸骨柄的中央，属任脉。

【主治】①咳嗽、气喘、胸痛；②咽喉肿痛；③积食。

膻　中

【定位】前正中线上，平第四肋间隙处，属任脉。为心包之"募穴"。八会穴之一，气会膻中。

【主治】①咳嗽、气喘、胸闷、心痛、噎膈、呃逆等胸中气机不畅的病证；②产后乳少、乳痈、乳癖等胸乳病证。

鸠　尾

【定位】剑突下，脐上7寸，属任脉。为任脉之"络穴"。

【主治】①癫狂痫；②胸痛；③腹胀，呃逆。

上　脘

【定位】脐上5寸，属任脉。

【主治】①胃痛、呕吐、呃逆、腹胀等胃腑病证；②癫痫。

中　脘

【定位】脐上4寸，属任脉。为胃之"募穴"。八会穴之一，腑会中脘。

【主治】①胃痛、腹胀、纳呆、呕吐、吞酸、呃逆、小儿疳积等脾胃病证；②黄疸；③癫狂，脏躁。

下　脘

【定位】脐上2寸，属任脉。

【主治】①腹痛、腹胀、腹泻、呕吐、食谷不化、小儿疳积等脾胃病证；②痞块。

神　阙

【定位】脐的中间，属任脉。

【主治】①虚脱、中风脱证等；②腹痛、腹胀、腹泻、痢疾、便秘、脱肛等肠腑病证；③水肿，小便不利。

气　海

【定位】脐下1.5寸，属任脉。

【主治】①虚脱、形体羸瘦、脏气衰惫、乏力等气虚病证；②水谷不化、绕脐疼痛、腹泻、痢疾、便秘等肠腑病证；③小便不利，遗尿；④遗精，阳痿，疝气；⑤月经不调、痛经、经闭、崩漏、带下、阴挺、产后恶露不止、胞衣不下等妇科病证。

关　元

【定位】脐下 3 寸，属任脉。为小肠之"募穴"。

【主治】①中风脱证、虚劳冷惫、羸瘦无力等元气虚损病证；②少腹疼痛、疝气；③腹泻、痢疾、脱肛、便血等肠腑病证；④五淋、尿血、尿闭、尿频等泌尿系病证；⑤遗精、阳痿、早泄、白浊等男科病；⑥月经不调、痛经、经闭、崩漏、带下、阴挺、恶露不尽、胞衣不下等妇科病证。

中　极

【定位】脐下 4 寸，属任脉。

【主治】①遗尿、小便不利、癃闭等泌尿系病证；②遗精、阳痿、不育等男科病证；③月经不调、崩漏、阴挺、阴痒、不孕、产后恶露不尽、带下等妇科病证。

天　枢

【定位】脐旁开 2 寸，属足阳明胃经。为大肠之"募穴"。

【主治】①腹痛、腹胀、便秘、腹泻、痢疾等胃肠病证；②月经不调、痛经等妇科疾患。

3. 腰背部常用穴位

大　椎

【定位】第七颈椎棘突下，属督脉。

【主治】①热病、疟疾、恶寒发热、咳嗽、气喘等外感病证；②骨蒸潮热；③癫狂痫证、小儿惊风等神志病证；④项强，脊痛；⑤风疹，痤疮。

天　宗

【定位】肩胛骨冈下窝的中央，属手太阳小肠经。

【主治】①肩胛疼痛、肩背部损伤等局部病证；②气喘。

大　杼

【定位】第一胸椎棘突下，旁开 1.5 寸处，属足太阳膀胱经。八会穴之一，骨会大杼。

【主治】①咳嗽；②项强，肩背痛。

风　门

【定位】第二胸椎棘突下，旁开 1.5 寸处，属足太阳膀胱经。

【主治】①感冒、咳嗽、发热、头痛等外感病证；②项强，胸背痛。

肺　俞

【定位】第三胸椎棘突下，旁开 1.5 寸处，属足太阳膀胱经。

【主治】①咳嗽、气喘、咯血等肺疾；②骨蒸潮热、盗汗等阴虚病证。

厥阴俞

【定位】第四胸椎棘突下，旁开 1.5 寸处，属足太阳膀胱经。

【主治】①心痛，心悸；②咳嗽，胸闷；③呕吐。

心　俞

【定位】第五胸椎棘突下，旁开 1.5 寸处，属足太阳膀胱经。

【主治】①心痛、惊悸、失眠、健忘、癫痫等心与神志病证；②咳嗽，吐血；③盗汗，遗精。

肝　俞

【定位】第九胸椎棘突下，旁开1.5寸处，属足太阳膀胱经。

【主治】①胁痛、黄疸等肝胆病证；②目赤、目视不明、夜盲、迎风流泪等目疾；③癫狂痫；④脊背痛。

脾　俞

【定位】第十一胸椎棘突下，旁开1.5寸处，属足太阳膀胱经。

【主治】①腹胀、纳呆、呕吐、腹泻、痢疾、便血、水肿等脾胃肠腑病证；②背痛。

胃　俞

【定位】第十二胸椎棘突下，旁开1.5寸处，属足太阳膀胱经。

【主治】胃脘痛、呕吐、腹胀、肠鸣等胃疾。

三焦俞

【定位】第一腰椎棘突下，旁开1.5寸处，属足太阳膀胱经。

【主治】①肠鸣、腹胀、呕吐、腹泻、痢疾等脾胃肠腑病证；②小便不利、水肿等三焦气化不利病证；③腰背强痛。

肾　俞

【定位】第二腰椎棘突下，旁开1.5寸处，属足太阳膀胱经。

【主治】①头晕、耳鸣、耳聋、腰酸痛等肾虚病证；②遗尿、遗精、阳痿、早泄、不育等生殖泌尿系疾患；③

月经不调、带下、不孕等妇科病证。

关元俞

【定位】第五腰椎棘突下，旁开 1.5 寸处，属足太阳膀胱经。

【主治】①腹胀，腹泻；②腰骶痛；③小便频数或不利，遗尿。

八　髎

【定位】包括四对穴位，位于骶部相当于四对骶后孔处，依次是上髎、次髎、中髎、下髎。上髎位于髂后上棘与后正中线水平连线的中点旁，第一骶后孔处。其他三个穴位依次往下 1 寸，属足太阳膀胱经。

【主治】①大小便不利；②月经不调、带下、阴挺等妇科病证；③遗精、阳痿；④腰骶痛。

志　室

【定位】第二腰椎棘突下，旁开 3 寸处，属足太阳膀胱经。

【主治】①遗精、阳痿等肾虚病证；②小便不利，水肿；③腰脊强痛。

命　门

【定位】第二腰椎棘突下，属督脉。

【主治】①腰脊强痛、下肢痿痹；②月经不调、赤白带下、痛经、经闭、不孕等妇科病证；③遗精、阳痿、精冷不育、小便频数等男性肾阳不足性病证；④小腹冷痛、腹泻。

腰阳关

【定位】第四腰椎棘突下，属督脉。

【主治】①腰骶疼痛，下肢痿痹；②月经不调、赤白带下等妇科病证；③遗精、阳痿等男科病证。

腰　　眼

【定位】第四腰椎棘突下，旁开3～4寸处，属经外奇穴。

【主治】①腰痛；②月经不调，带下；③虚劳。

4. 上肢部常用穴位

肩　　髃

【定位】三角肌上部，在肩峰与肱骨大结节之间，上臂外展平举时，肩前部出现凹陷处，属手阳明大肠经。

【主治】①肩臂挛痛、上肢不遂等肩、上肢病证；②瘾疹。

极　　泉

【定位】腋窝正中，属手少阴心经。

【主治】①心痛、心悸等心疾；②肩臂疼痛、胁肋疼痛、臂丛神经损伤等痛证；③瘰疬；④腋臭；⑤上肢针麻用穴。

青　　灵

【定位】屈肘时，肘横纹尺侧端凹陷处上3寸，属手少阴心经。

【主治】①头痛，振寒；②胁痛，肩臂疼痛。

曲　　池

【定位】在肘部，屈肘时，肘横纹外端与肱骨外上髁连线的中点，属手阳明大肠经。手阳明经所入为"合"。

【主治】①手臂痹痛、上肢不遂等上肢病证；②热病；③高血压；④癫狂；⑤腹痛、吐泻等肠胃病证；⑥咽喉肿痛、齿痛、目赤肿痛等五官热性病证；⑦瘾疹、湿疹、瘰疬等皮、外科疾患。

合　谷

【定位】手背第一、二掌骨之间，约平第二掌骨中点，属手阳明大肠经。手阳明经所过为"原"。

【主治】①头痛、目赤肿痛、齿痛、鼻衄、口眼歪斜、耳聋等头面五官诸疾；②发热恶寒等外感病证，热病无汗或多汗；③经闭、滞产等妇产科病证。

内　关

【定位】腕横纹上2寸，两条肌腱之间，属手厥阴心包经。手厥阴经之"络"穴，八脉交会穴之一。

【主治】①心痛、胸闷、心动过速或过缓等心疾；②胃痛、呕吐、呃逆等胃腑等证；③中风；④失眠、郁证、癫狂痫等神志病证；⑤眩晕症，如晕车、晕船、耳源性眩晕；⑥肘臂挛痛。

外　关

【定位】腕背横纹上2寸，桡骨与尺骨之间，属手少阳三焦经。手少阳经之"络"穴，八脉交会穴之一。

【主治】①热病；②头痛、目赤肿痛、耳鸣、耳聋等头面五官病证；③瘰疬；④胁肋痛；⑤上肢痿痹不遂。

神　门

【定位】腕横纹尺侧端，尺侧腕屈肌腱的桡侧凹陷中，属手少阴心经。手少阴心经所注为"输"，心的"原"穴。

【主治】①心痛、心烦、惊悸、怔忡、健忘、失眠、痴呆、癫狂痫等心与神志病证；②高血压；③胸胁痛。

劳　宫

【定位】手掌心横纹中，第二、三掌骨之间。简便定位法：握拳时，中指尖下是穴，属手厥阴心包经。手厥阴经所溜为"荥"。

【主治】①中风昏迷、中暑等急症；②心痛、烦闷、癫狂痫等神志疾患；③口疮，口臭；④鹅掌风。

鱼　际

【定位】第一掌骨中点，赤白肉际处，属手太阴肺经。手太阴经所溜为"荥"。

【主治】①咳嗽、咯血、咽干、咽喉肿痛、失音等肺系热性病证；②小儿疳积。

5. 下肢部常用穴位

环　跳

【定位】股骨大转子高点与骶管裂孔连线的外 1/3 与内 2/3 交界处，属足少阳胆经。

【主治】①腰胯疼痛、下肢痿痹、半身不遂等腰腿疾患；②风疹。

承　扶

【定位】臀横纹中央，属足太阳膀胱经。

【主治】①腰、骶、臀、股部疼痛；②痔疾。

殷　门

【定位】臀横纹下 6 寸，即承扶穴下 6 寸处，属足太阳膀胱经。

【主治】腰痛，下肢痿痹。

委　中

【定位】腘横纹中点，属足太阳膀胱经。足太阳经所入为"合"。

【主治】①腰背痛、下肢痿痹等腰及下肢病证；②腹痛、急性吐泻；③小便不利、遗尿；④丹毒。

承　山

【定位】腓肠肌两肌腹之间凹陷的顶端，属足太阳膀胱经。

【主治】①腰腿拘急、疼痛；②痔疾、便秘。

膝　眼

【定位】髌尖两侧凹陷处，属经外奇穴。

【主治】①膝痛、腿痛；②脚气。

阴陵泉

【定位】胫骨内侧髁下缘凹陷中，属足太阴脾经。足太阴经所入为"合"。

【主治】①腹胀、腹泻、水肿、黄疸、小便不利等脾不运化水湿病证；②膝痛。

阳陵泉

【定位】腓骨小头前下方凹陷中，属足少阳胆经。足少阳经所入为"合"。八会穴之一，筋会阳陵泉。

【主治】①黄疸、胁痛、口苦、呕吐、吞酸等肝火犯胃病证；②膝肿痛、下肢痿痹及麻木等下肢、膝关节疾患；③小儿惊风。

足三里

【定位】外膝眼穴（即犊鼻穴）下3寸，胫骨前嵴外一横指处，属足阳明胃经。足阳明经所入为"合"。

【主治】①胃痛、呕吐、噎膈、腹胀、腹泻、痢疾、便秘等胃肠病证；②下肢痿痹证；③癫狂等神志病；④乳痛、肠痈等外科疾患；⑤虚劳诸证，为强壮保健要穴。

三阴交

【定位】内踝高点上 3 寸，胫骨内侧面后缘，属足太阴脾经。

【主治】①肠鸣腹胀、腹泻等脾胃虚弱诸证；②月经不调、带下、阴挺、不孕、滞产等妇产科病证；③遗精、阳痿、遗尿等生殖泌尿系统疾患；④心悸、失眠、高血压；⑤下肢痿痹；⑥阴虚诸证。

昆　仑

【定位】外踝尖与跟腱之间凹陷处，属足太阳膀胱经。足太阳经所行为"经"。

【主治】①后头痛、项强、腰骶疼痛、足踝肿痛等痛证；②癫痫；③滞产。

太　冲

【定位】在足背，第一、二跖骨底之间的凹陷中，属足厥阴肝经。足厥阴经所注为"输"。肝的"原"穴。

【主治】①中风、癫狂痫、小儿惊风；头痛、眩晕、耳鸣、目赤肿痛、口歪、咽痛等肝经风热病证；②月经不调、痛经、经闭、崩漏、带下等妇科经带病证；③黄疸、胁痛、腹胀、呕逆等肝胃病证；④癃闭，遗尿；⑤下肢痿痹，足跗肿痛。

涌　泉

【定位】足底中，足趾向下屈曲（即跖屈）时呈现的凹陷中，属足少阴肾经。足少阴经所出为"井"。

【主治】①昏厥、中暑、小儿惊风、癫狂痫等急症及神志病证；②头痛、头晕、目眩、失眠；③咯血、咽喉肿痛、喉痹等肺系症证；④大便难、小便不利；⑤奔豚气；⑥足心热。

第二节　常用手法

用手或肢体其他部位，按各种特定的技巧动作，在体表操作的方法，称为推拿按摩手法。其具体操作形式有很多种，包括用手指、手掌、腕部、肘部以及肢体其他部分，直接在患者体表进行操作，通过功力作用于经络穴位或特定部位，而产生效果。因主要是以手进行操作，所以又统称为手法。

推拿按摩的效果是依靠推拿按摩手法来实现的，因此必须重视手法的研究和使用，尤其要在"法"字上下功夫。"法"是方法，也是技巧。严格地讲，不讲究技巧的简单动作是不能称为手法的。但强调手法技巧并不是说手法操作时不需要用力，更不是否定"力"的作用，而是强调力的运用必须与手法技巧完美地结合在一起。

一、手法基本要求

俗话说："手上无功，按摩一空；手上有功，气血皆通。"要想手上有功，就必须掌握手法操作的要领和技巧。熟练的手法技术应该满足持久、有力、均匀、柔和这四大基本要求。

1. 持久

所谓"持久"包含两方面意思，一方面是指手法操作时能持续运用一定时间，保持动作和力量的连贯性，不能断断续续；另一方面是指手法在某一具体部位操作时，应该维持一定时间，使该部位产生感应（即要有得气感），切勿不停地移动操作部位，尤其是对某些需重点治疗的穴位或部位，更需维持较长时间的操作。

2. 有力

所谓"有力"是指手法必须具有一定的力量，包括固定部位的压力和操作过程中运用的功力。这种力量的轻重不是固定不变的，而是要根据病人的体质、病证的虚实、施治的部位和手法的性质来决定。

3. 均匀

所谓"均匀"是指手法动作的节奏性和用力的稳定性，动作频率要有节奏而协调，速度不要时快时慢，压力不要时轻时重，用力要稳，要保持手法动作和力量的连贯性。

4. 柔和

所谓"柔和"是指手法要轻而不浮，重而不滞，用力不可生硬粗暴或用蛮力。动作的节律要协调，用力要均匀缓和，使手法技巧和力量完美结合。

在手法训练或在临床实际运用中，持久、有力、均匀、柔和这四方面是密切相关、相辅相成、相互渗透的，片面地强调某一方面是不恰当的。手法的持续操作能使功力逐渐深透，均匀协调的动作使手法更趋缓和，而力量和技巧完美地结合在一起，则使手法既有力、又柔和，这就是通常所说的"柔中寓刚，刚柔相济"。只有这样，才能使手法具有良好的"深透"作用。

在进行推拿按摩时，手法要由轻到重，由慢到快，由浅到深，由表及里，循序渐进，使被按摩者的体表有一个适应过程。另外，推拿按摩时还要注意手法的方向性。所谓方向性，是指手法是向心的还是离心的，是顺时针还是逆时针，是先向左还是先向右，这都需要有明确的概念。如果方向颠倒，不但不能美容健身，反而会使被按摩者感到不舒服，有时甚至可能造成其他的严重后果。因此，要严格按照要求去做，熟练掌握手法的操作要领。

二、常用按摩手法

按摩手法的种类很多，仅《中国按摩全书》中记载的手法就有 30 多种。有些在骨科或小儿科较常用的手法，在美容健身推拿按摩中却并不常用。本书以简单、易行、实用为原则，介绍美容健身推拿按摩中常用的 11 种基本手法。

1. 推法

推法是指按摩师用指、掌或肘部着力于患者体表的一定部位，平行地施加适当压力，并沿直线向前或沿弧形推进。根据着力部位不同，可分为以下几种：

（1）用拇指着力，为拇指推法。如用双手的手指向两侧做分开推动，为分推法。

（2）用手掌着力，为掌推法。分为单掌推法和双掌推法。

（3）用肘部着力，为肘推法。

推法功效：本法具有行气活血、疏经通络、消食补虚的功能。可促进血液循环，改善局部皮肤、肌肉的血供和营养，使皮肤润泽，肌肉富有弹性。由于本手法刺激较为缓和，故全身各个部位均可运用。

操作要求：操作时注意用力要均匀平稳，着力部位要贴紧皮肤，但不能牵扯皮肤，推进的速度要缓慢，不能虚浮在表面，也不能弯曲跳跃，做到轻而不浮、重而不滞。

2. 擦法

擦法是指按摩师用单手或双手的指腹、掌面或大、小鱼际贴附在患者皮肤表面，往返快速摩擦。本手法可分为：

（1）以手掌着力的掌擦法，可分为单掌擦法与双掌擦法。

（2）以拇指着力的拇指擦法。

（3）以掌根着力的掌根擦法。

（4）以大、小鱼际着力的鱼际擦法。

擦法功效：擦法具有温通经络、祛风散寒、提高皮肤温度、清洁皮肤的功能。并可促进皮下多余脂肪的分解，有效防治肥胖，达到减肥目的。常用于胸腹部、腰骶部及四肢关节等。

操作要求：擦法属于轻手法，操作时要使上肢放松，腕关节平伸，使前臂和手掌处于同一平面上，手掌、指腹、鱼际部自然紧贴体表，着力于肌肤，一般不可带动深层组织，往返的距离应适当长些。用力持续连贯，均匀和缓，不可用蛮力，以免擦破皮肤。擦时可在皮肤上抹少许润滑油如按摩油、橄榄油等，以保护皮肤。

注意擦法与推法的区别：与推法相比，擦法的往返速度更快一些，着力更浅一些，刺激量也相对小一些。

3. 摩法

摩法是指按摩师用掌心、指腹或食指、中指、无名指掌侧面并拢，贴附于体表的一定部位或穴位上，有节律地进行环形旋转抚摩运动。本手法可分为：

（1）以掌心贴附着力的掌摩法。

（2）以手指指腹着力的一指摩法。

（3）以三指掌侧面并拢共同着力的三指摩法。

摩法功效：摩法属于轻手法，具有活血祛瘀、温经止痛、放松肌肉的功能。它能提高皮肤温度，促进毛细血管血液和淋巴液的回流，在颜面部和下肢使用，可消除浮肿；在腹部使用，有助于多余脂肪的分解；一般用于全身较平坦部位。

操作要求：操作时要注意整个上肢要放松，按摩师要使指腹或掌面与患者的治疗部位自然紧贴，做主动回旋运动，向下的压力小于环旋摩动的力量，动作要缓和，用力要浅表，是美容健身按摩手法中最轻巧和缓的一种。

4. 揉法

揉法是指按摩师用指腹、手掌、大鱼际，在患者体表的一定部位或穴位，加以适当压力，做圆形或螺旋形运动。本法可分为：

（1）以指腹着力的拇指揉法。

（2）以大鱼际着力的鱼际揉法。

（3）以手掌着力的掌揉法。

（4）以掌根着力的掌根揉法。

揉法功效：揉法具有活血化瘀、消肿止痛的功能。在具体应用时，常与按法结合，组成按揉法，能起到放松肌肉、促进气血运行的作用，还可帮助消除下肢浮肿。本法刺激量适中，作用和缓，可用于全身各个部位。

操作要求：操作时要注意揉动的指腹或掌面始终不离开患者的体表，动作要连续而轻柔，避免触打、摩擦与跳动；按摩师肩部要放松，肘关节屈曲，动作柔和而有节律。

要注意揉法与摩法的区别：揉法，按摩师与患者互相接触的部位始终不离开，因此不产生摩擦；摩法，在二者接触部位相对位置不变的前提下，则有小范围的摩动。二者相比，揉法用力稍大，要使按摩部位的皮下组织随着手的揉动而滑动。

5. 搓法

搓法是指按摩师用双手手掌或手指的掌面相对合，夹住患者肢体的一定部位，相对用力做方向相反的快速来回搓揉，并同时进行上下往返移动。本法可分为：

（1）以双手指进行搓揉的指搓法。

（2）以双手掌进行搓揉的掌搓法。

搓法功效：搓法具有通经活络、调和气血、解痉止痛的功能。常用于胁肋部、肩关节和四肢，能有效促进皮下多余脂肪的分解，对肥胖症有特效。

操作要求：操作时注意双手用力要对称均匀、动作连贯协调，来回搓动的速度要快，上下移动速度要慢。搓动时手掌与皮肤之间应无摩擦，以被搓动的肢体出现麻、热感为宜。

6. 按法

按法是指按摩师用手指的指腹、手掌或肘部着力于患者机体某一部位或穴位上，逐渐向下做垂直按压，并持续一定的时间，然后徐徐放松。本法可分为：

（1）以手指指腹着力的指按法，其中又有拇指按法和中指按法之分。

（2）以手掌着力的掌按法。

（3）以肘部着力的肘按法。

按法功效：按法具有疏通经络、活血止痛、开通闭塞的功能。可有效调节神经功能，改善睡眠质量，增强体质。按法还能促进局部血液循环，减轻局部疼痛和浮肿等。本手法适用于全身各部，其中指按法主要用于循经取穴，多与揉法配合，组合成按揉法；掌按法多用于肌肉丰富的部位及脊柱；肘按法刺激量最大，用于腰背部及下肢肌肉发达部位。

操作要求：按法属于重手法，操作时注意取穴要准确，着力部位要紧贴皮肤，垂直向下，不可搓动。用力要均匀和缓，由轻而重，不可猛然用力。按压到深处时稍作停留，维持压力片刻，即所谓做到"按而留之"。

7. 点法

点法是指按摩师用手指的指尖着力于患者体表的穴位上，做垂直向下点压。可持续加压，也可有节奏地一松一压。俗称"点穴法"，是经穴按摩的主要手法。本法可分为：

（1）以拇指尖着力的拇指点法。

（2）以中指尖着力的中指点法。中指点法一般都以食指压在中指上起加力作用，适用于全身各部位。

点法功效：点法具有通经活络、化瘀散结、行气止痛的功能。常用于面部美容，对雀斑、蝴蝶斑有一定的防治作用。

操作要求：点法属攻泻手法，操作时注意取穴一定要准，一般以"得气"（患者感到酸、麻、胀，或向穴位周围及上下放散）为宜，否则达不到治疗效果。点按时用力由轻到重，由浅入深，得气而慢抬，不可猛点猛戳，否则会造成不良后果。

8. 拿法

拿法是指按摩师用单手或双手的拇指和食、中二指，或用拇指与其余四指对合，屈成弧形，在一定的穴位或部位用力拿握，一松一紧有节律地进行提拿。本法可分为：

（1）以拇指与食指相对提拿的为二指拿法。

（2）以拇指与其他四指相对提拿的为五指拿法。

拿法功效：拿法具有舒筋活络、祛风散寒、调畅气血的功能。能提高机体免疫能力，迅速解除疲劳，恢复精力；还能放松肌肉，解除肌肉的紧张和僵硬，恢复关节的灵活性和肌肉弹性。

操作要求：操作时要注意肩部、上臂放松，手掌空虚，蓄力于掌，发力于指。手法要稳而柔和，力度适中，由轻而重逐渐加力，以被按摩部位出现酸胀、舒适为度，不可突然用力刺激，不可拧挤、扭扯。

拿法常与捏法合用，但拿法与捏法是有区别的：从手形来看，拿法手呈弧形，施力面积大；而捏法手为钳状，施力面积小。拿法在接触皮肤时，面积要大，是有节奏地一紧一松移动拿握。

9. 捏法

捏法是指按摩师用双手拇指与食指或拇指与其余四指相对合，夹住机体的皮肤和皮下组织相对用力挤捏，一张一合，并逐渐沿直线方向移动。

捏法功效：捏法具有调和气血、通经活络、健脾和胃的功能。能提高人体免疫能力。本手法刺激较强，常用于脊柱两侧。

操作要求：操作时应注意上肢放松，手掌空虚，拇指指面顶住皮肤，以食指桡侧面为主。将按摩部位的皮肤及皮下组织夹紧提起，一松一紧向前挤压移动。用力轻重适中，手法柔和，移动要均匀而有连贯性，夹起的皮肤、肌肉量应适宜，向前捏 3 次，向上提 1 次。注意与拿法相区别。

10. 拍法

拍法是指按摩师用单手或双手手掌着力于皮肤，上下交替，轻轻重重，反复起落，有节奏、有弹性地轻快拍打某一部位或穴位。

拍法功效：本手法具有放松肢体、舒筋活络、滑利关节、消除疲劳的功能。通过快速的拍动，可帮助多余脂肪的分解，对减肥瘦身有一定功效。多用于腹部、腰背部和四肢部。

操作要求：操作时应注意肩和上臂要放松，肘关节微屈，用腕力做上下交替拍动，拍动时幅度要小，动作要有连续性与节奏感，频率由缓慢逐渐加快，以患者能接受为宜，不可过猛。多在其他按摩手法结束后进行，不要一开始就拍，以免损坏筋骨。

11. 啄法

啄法是指按摩师用单手或双手，五指并拢，指尖呈梅花状，在患者的一定部位，做垂直雀啄式的上下击打动作，多用于头部和背部。

啄法功效：该手法当轻而缓慢时，有抑制神经、镇静安神的作用；当手法重而急速时，则有兴奋神经之功效。

操作要求：啄法全靠腕力，以腕关节活动为主，很像鸡啄米或啄木鸟食虫状，故该法又称雀啄法或梅花啄法。两手指间触及被按摩处时用力不可过重，要有节奏地进行，着力均匀，手指要有反弹力，切忌用蛮力，以被按摩者感觉舒适为度。

以上11种基本手法，在实际操作运用时常常相互配合，有时两个手法或3个手法，甚至4~5个手法组成一组进行操作。

第四章　各部位美容按摩操作技法

第一节　头部美容按摩操作技法

1. 按揉穴位

受术者仰卧位，术者依次按揉其百会（图 4 – 1）、上星、神庭、通天、头维、曲鬓、率谷、翳风、风池、哑门，使局部有酸麻胀痛感为宜，每穴操作各 1 分钟。

2. 推头顶督脉

术者两手拇指指腹重叠置于受术者前发际正中位置，四指略分开置于头部两侧以助力，拇指指腹紧贴头皮，由前发际正中神庭穴起推向百会穴 3 遍（图 4 – 2）。

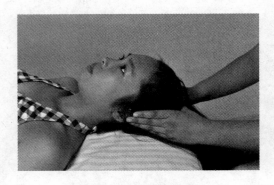
图 4 – 1　按揉百会

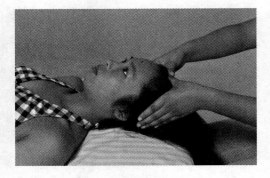
图 4 – 2　推头顶督脉

3. 推头部经脉

术者两手中指、食指、无名指略分开，指腹紧贴受术者两侧头皮，沿耳部呈圆圈状推至后发际处3遍，稍用力使头皮有麻木感为宜。

4. 拿捏颈项肌

术者左手拇指置于受术者左侧颈项肌上，余四指置于右侧颈项肌上，反复拿捏颈项肌数次，以带动皮下肌肉组织，使局部肌肤松软为度（图4-3）。

5. 叩击头皮

术者双手掌相对，五指分开，腕关节放松，用手指轻轻叩击受术者头皮，由头前至头顶数遍（图4-4）。

一般每日早、晚各做1次，每次5~10分钟。手法应轻柔，不宜过重，以免损伤发根。

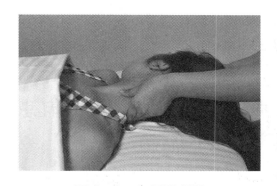
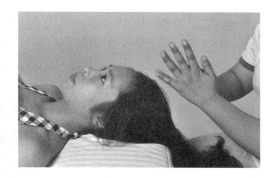

图4-3　拿捏颈项肌　　　　　　图4-4　叩击头皮

第二节　头发美容按摩操作技法

1. 按摩头皮

按摩头皮是护发最基本、最方便的方法。每天起床后和临睡前，用食指和中指在头发里划小圆圈，揉搓头皮。自前额经头顶到枕部，每天1~2次，每次10~20分钟。按摩时用力要适当均匀。经常进行头皮按摩，可促进头皮新陈代谢，使毛囊局部得到充足的血液供应，保持头发乌黑而坚韧，不易引起秃发和头发早白。

2. 按摩头发

在按摩前应先梳头。梳发是刺激头部皮肤、加速血液循环、供给头发养分、促进头发生长的有效方法。科学的梳发应将头弯向胸部方向，然后用梳子从后面往头顶梳，用力均匀，动作宜缓慢轻柔。梳头用的梳子梳齿不宜太密、太尖或太硬。头发梳好后就可以进行按摩了。按摩护发操作法如下：

（1）将头发再梳通。在头发、发根及头皮处均匀涂抹上护发乳，开始按摩。

（2）双手张开，用手指指腹充分按摩整个头皮2～3分钟，使局部产生麻胀感（图4-5）。

（3）双手指稍用力叩击头皮，2～3分钟。

（4）向头发生长的相反方向轻轻拉动头发数次，且忌用力过猛，否则会将头发拉断（图4-6）。

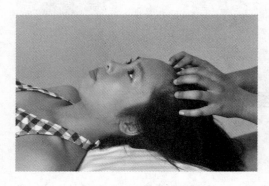

图4-5　梳理头发

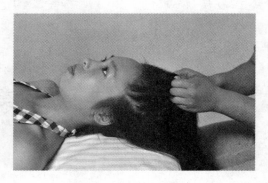

图4-6　轻拉头发

（5）双手合拢，从头顶分别向前额、后颈、双侧耳部顺序叩打，动作轻柔，反复2～3次。

（6）双手手指张开，以指腹轻抓头皮，然后拇指稍用力按压太阳穴，手放开，再压，反复 2～3 次，直至头皮部有麻胀感及轻微热感为宜。

（7）用洗发液将头发洗净，涂抹护发素，手指前腹在头皮部做轻柔的揉、敲、捏等动作，反复数次。

（8）用温热水洗净护发素，用柔软的干毛巾将头发上的水分吸拭干，再均匀地抹上护发乳，用吹风机的温风档，把头发拂干。

第三节　面部美容按摩操作技法

基本要求：一般每日做 1～2 次，每次 10～15 分钟。坚持按摩 3 个月后，肌肉就会变得紧绷和富有弹性。肌肉弹性增强后，面部按摩就可在每 3～4 个月中间断 2～4 周。在按揉时，应该用指腹接触皮肤，动作轻柔，按肌纤维走行方向进行。按摩时，首先按程序要求将面部诸穴按摩一遍，然后根据具体情况进行重点按摩。

基本步骤：

（1）先用温热水洗脸，然后用温热毛巾敷脸，使脸部保持一定的湿度。

（2）术者两拇指轻轻放在受术者两侧太阳穴按逆时针方向打团揉，稍微加力，然后双手移至左眉上，向上交替轻抹至发际，先由左至右，再由右至左，不断重复动作，手法宜轻柔舒缓，使局部产生舒适感为宜（图 4-7）。

（3）术者双手拇指由受术者两侧眉毛末端开始，横过额部抹至对侧鬓角发际，以局部皮肤微红为度。

（4）术者双手拇指交替在受术者额部向上轻抹，由印堂穴到神庭穴，重复动作3～5遍，局部透热为度（图4－8）。

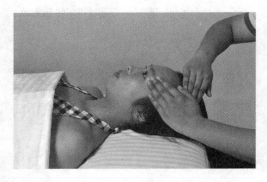

图4－7　眉上轻抹至发际

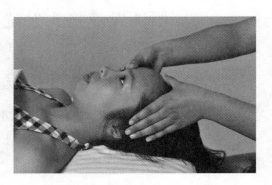

图4－8　抹印堂至神庭

（5）术者双手叠掌，指尖部置于受术者下颌，向上轻轻勾托起下巴（图4－9）。

（6）术者双手交叉，由受术者额中间稍微加力往两侧抹向太阳穴，再打小圈，以局部皮肤微红为度。

（7）术者中指放在受术者内眼角，食指落在眉上，向外眼角抹动，经过上下眼睑回到原处。

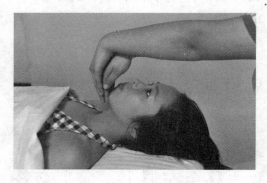

图4－9　勾托下颌

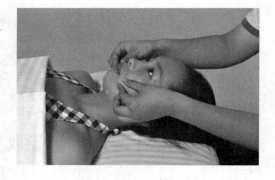

图4－10　环抹口唇

（8）术者双手中指沿受术者鼻骨推向下，逐渐向外在面颊部位打小圈直至两侧太阳穴，然后手指再由上眼睑处带回鼻骨上。

（9）术者双手食指、中指和无名指并拢用打圈动作由受术者嘴角抹到鼻旁，然后向上抹过眉部再向下抹至嘴角。

（10）术者双手四指并拢置于受术者下颌部，双拇指相对置于下唇中部，由此开始，向上抹过嘴角到上唇中间（图4-10），施力时手法宜轻巧，只带动表皮组织即可。

（11）术者双手由受术者口部到耳，然后再由鼻至耳上，轻轻捏起皮肤（图4-11）。

（12）术者用双手中指施以环揉手法，由受术者下巴至耳下，然后从嘴角至耳中，再由鼻尖至耳上进行按摩。

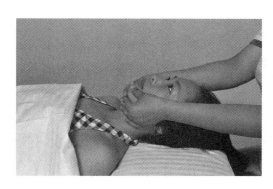

图4-11 捏面颊皮肤

（13）术者双手用轻点手法，从受术者一侧下巴边至耳垂、嘴角至耳，然后横过额头，进行轻巧点按，随后在面部的另一侧重复动作。

（14）术者双手四指并拢，在受术者颈前部用轻柔手法先向上抹，然后稍微加力再由颈旁往下抹。

（15）术者用双手食指与中指，由受术者耳后开始，向下施以环揉手法至颈部，然后经过肩部再横过胸前。

（16）术者用眼罩保护受术者眼睛，用红外灯光照射受术者面部约5分钟。

第四节　颈部美容按摩操作技法

1. 拿捏颈部

术者用单手拿捏受术者颈部，用力宜轻，不可过度牵拉皮肤，拿捏约 2~3 分钟，使局部肌肤松软为度。

2. 转动头颈

受术者仰卧平视正前方，术者一手托其枕部，另一手扶其额部，做向左右各 90°角的头部转动，左右交替进行，速度不宜太快，左右各转动 10 次（图 4-12）。

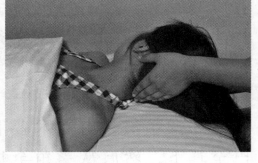

图 4-12　转动头颈

3. 按揉项部

受术者仰卧位，头微向后仰，术者单手四指并拢，置于受术者对侧项部，从项部下端向外上做按揉，直至耳后乳突下方，左右侧交替进行操作，每侧往返做 5 次，使项部放松。

4. 推按项部

术者双手中间三指在受术者项部，由后发际、后颈向脊椎处推按，反复数次，用力宜带动皮下肌肉组织，使局部肌肤松软为度（图 4-13）。

5. 抹桥弓

术者一手扶受术者额头，使受术者头稍向同侧偏斜；再以另一手五指并拢，以掌侧小鱼际、大鱼际顺序沿受术者胸锁乳突肌自上向下推抹。每侧做 5 次，以局部透热为度（图4－14）。

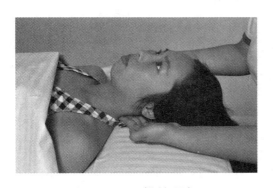

图4－13　推按项部

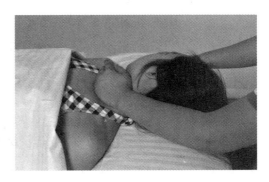

图4－14　抹桥弓

第五节　胸腹部美容按摩操作技法

1. 胸部美容按摩法

（1）术者双手中间三指并拢，置于受术者锁骨下缘处，从锁骨至胸骨之间做往返按揉5次，直至局部皮肤温热。

（2）术者一手托受术者后枕部，另一手掌根或大鱼际沿受术者胸骨自上而下直推数次（约5~8次），动作宜缓慢且力量适中，以刺激胸部组织、紧实胸部肌肉（图4－15）。

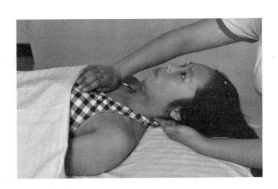

图4－15　直推胸骨

（3）随着受术者有节律的呼吸运动，术者以一手掌轻拍其前胸数次（约5~8次）。

（4）嘱受术者两手臂左右平伸，做扩胸运动，直至胸部有舒适、畅快的感觉。

2. 腹部美容按摩法

（1）受术者平卧，术者以一手掌在其腹部脐周做顺时针按揉手法，约1～3分钟，稍用力，直至局部皮肤温热（图4－16）。

（2）双手四指并拢与拇指相对，横向置于受术者腹直肌处进行提拿，由下自上提拿5次，呼提吸放，按一定节律操作，直至受术者有肠鸣音出现（图4－17）。

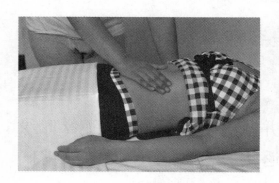

图4－16　按揉腹部

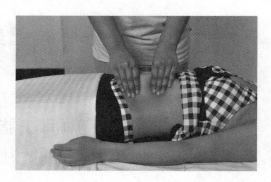

图4－17　提拿腹部

（3）术者以单手掌面置于受术者一侧腹哀穴，自上向对侧内下方归来穴斜行摩动，反复进行数次，左右两侧分别进行。

第六节　腰背部美容按摩操作技法

1. 掌推背部

术者分别以双手掌根自受术者风门穴起向下直推至大肠俞处，反复操作5次，以背部有温热感为宜（图4－18）。

2. 拿肩井

术者以两手五指着力于受术者肩胛骨处，进行提、拉、压、推，并以双手拇指指腹点按其肩井穴，以局部有酸胀感为度（图4－19）。

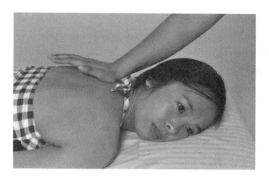

图4－18　掌推背部

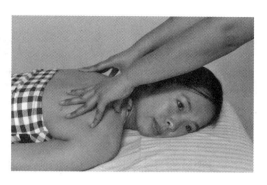

图4－19　拿肩井

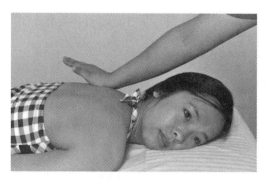

图4－20　掌推肩胛

3. 掌推肩胛

术者以一手掌根部着力，自受术者肩中俞穴沿肩胛骨内缘向外下方斜推至腋中线，力度宜带动皮下组织，反复3～5次（图4－20）。

4. 双滚肩背

术者双手拇指略内收，手握空拳，以小鱼际部及拳背交替连续滚动，一前一后，操作3～5分钟。

5. 按揉膀胱经

术者以单掌或双掌的掌心，置于受术者大杼穴的高度，自上向下按揉至肾俞穴处止，轻缓旋转按揉，使局部肌肉松软。

6. 点按膀胱经

术者双手拇指伸直，以指腹自受术者大杼穴的高度，自上向下至胃俞穴处进行点按，以穴位局部有酸胀感为度。

7. 直推背部

术者以单掌或双掌的掌根，置于受术者大杼穴的高度，自上向下至肾俞穴处进行直推，由轻至重，力度宜带动皮下组织。

8. 按脊中法

术者以拇指指腹置于受术者大椎穴，逐个点按棘突间隙，至腰阳关穴止，以局部有酸胀感为度。

9. 拿揉腰肌

术者以两手拇指与四指相对，指腹着力于受术者腰部两侧肌肉进行拿揉，使局部产生酸胀感为宜。

10. 温肾补气

术者以两手掌心相互搓热，同时置于受术者两侧肾俞穴，长按 1～2 分钟并做快速振颤。

11. 双龙点肾

术者以两手拇指端置于受术者双侧肾俞穴，同时着力并略向上对点，连续点按 3 次，以局部有酸胀感为度（图 4－21）。

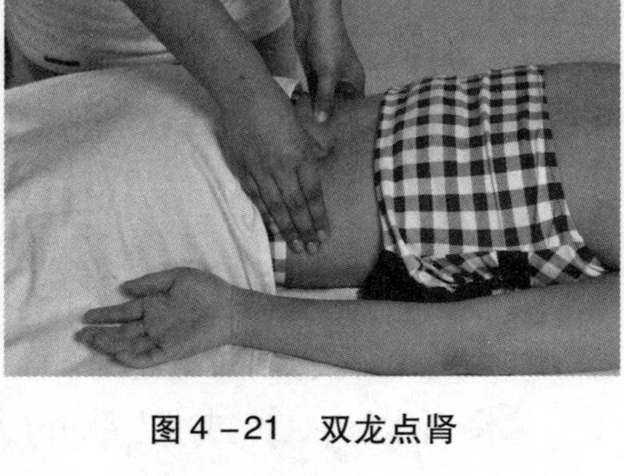

图 4－21　双龙点肾

12. 横擦腰骶

术者以一手全掌置于受术者腰骶部一侧，经八髎穴横擦到另一侧，以局部皮肤透热为度。

13. 搓髎点强

术者以一手掌面贴附于受术者八髎穴，进行擦搓，待有温热感后，点按长强穴约 1 分钟。

14. 叠掌按腰

术者以双手掌重叠置于受术者命门穴处，伴随呼吸做有节律按压 1~3 分钟，呼按吸提（图 4-22）。

15. 揉大椎、阳关穴

术者以一手拇指指腹揉受术者大椎、阳关穴 1~3 分钟（图 4-23），再以掌心在其大椎、阳关穴处团摩 1~3 分钟，施力时手法宜轻巧，只带动表皮组织即可。

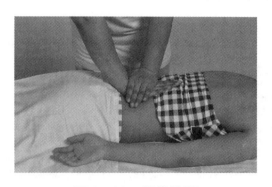
图 4-22　叠掌按腰

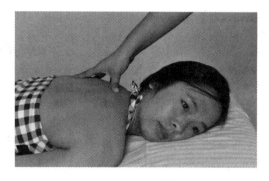
图 4-23　揉大椎穴

16. "顺藤摸瓜"

术者一手扶受术者肩部，另一手以掌根自其肩部直推至足跟部，并轻握足跟部。

17. 按压环跳

术者以两手拇指或肘尖点按受术者环跳穴，长按 1~3 分钟，以局部有酸胀感为度。

18. 腰骶拳揉

术者沿骶髂关节走向，手握空拳在受术者腰骶部按揉，体弱者用手掌操作。

19. "吉庆有余"

术者两拇指伸直，手握空拳，有节律地进行叩击，至受术者局部肌肤松软为度。

第七节　上肢美容按摩操作技法

1. 搓手

术者将双手洗净、擦干、涂适量按摩霜，先将两手掌搓热，然后置于顾客手背搓擦，使之发热，左右手交替（图4–24），每次1~3分钟，以局部有温热感为度。

2. 润手嫩肤按摩法

将手分为三部分，逐次进行按摩。

（1）手指按摩

①术者拇指在上、食指在下，以螺旋方式在受术者手指背上滑动按摩；②术者用拇指和食指置于受术者手指两侧，由指根向指尖捏压；③术者拇指在上、食指在下，由受术者指尖向指根移动，加压按摩。

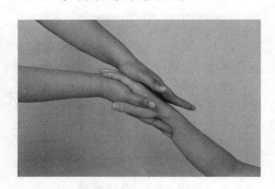

图4–24　搓手

（2）手背按摩

受术者一手手背向上，术者用一手握住其四指，拇指指腹按于其手背上，以顺时针方向呈半圆状滑动按摩。

（3）手掌按摩

术者用拇指指腹从受术者五指指根部开始，呈直线依次向指尖部滑动，再环揉掌心。

按摩前，受术者应将双手洗净擦干，涂适量按摩膏，每次按摩时间以 10 分钟左右为宜。

3. 臂部按摩法

（1）术者用手掌或小鱼际轻拍受术者手臂内外两侧，由内向外、由上而下，反复数次，直至皮肤微红、有温热感。

（2）术者用拇、食、中指将受术者臂部皮肤轻轻提捻起，并稍加振动，自上而下反复数次。

（3）将受术者五指平伸、举上臂，术者两手虎口相对扣握患者上肢，由上而下（即手腕部到上臂最上端），做相反移动拧转按摩，反复数次（图 4 - 25）。

4. 手掌按摩法

（1）术者以拇指指腹深按患者手掌心，其余三指在手背侧支持，施力在拇指，直至产生温热酸胀感为宜，反复操作 3 次（图 4 - 26）。

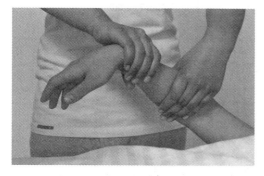

图 4 - 25　拧转上肢

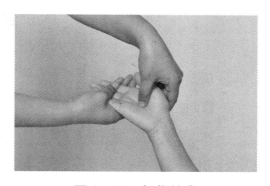

图 4 - 26　拇指按掌

（2）术者以小鱼际或手掌拍击患者手掌心、掌背，直至发热。

5. 手指按摩法

（1）术者握住受术者手指关节，并做上下的抖腕动作。

（2）术者用拇、食指夹住受术者手指，由指尖至每个指关节捏揉数次，逐指按摩。

（3）嘱受术者将十指握成拳状，越紧越好，紧接着伸平十指，这样反复一握一伸，重复数次。

6. 抖上肢

术者双手握受术者腕关节，拇指自然伸直，平行贴附在受术者腕关节背侧，其余手指贴附受术者掌心，嘱受术者上肢充分放松，术者通过腕关节上下小幅度抖动，从而使产生的力带动受术者

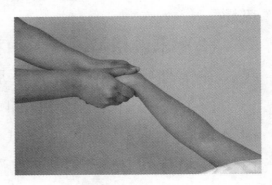

图4-27　抖上肢

上肢呈波浪形上下浮动，操作约1分钟（图4-27）。

第八节　下肢美容按摩操作技法

（一）下肢前侧美容按摩手法操作

1. 提拿下肢前侧

术者以两手拇指与其余四指对合着力于受术者下肢前侧，循经从上到下顺序提拿至足内、外踝，反复数次，使局部产生紧痛感为宜（图4-28）。

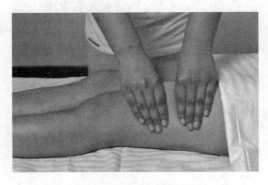

图4-28　提拿下肢前侧

2. 拳顶合揉

术者双手握拳，以虎口

置于受术者下肢肌肉两侧，双拳对合旋转揉动，自上向下逐步移动，使局部肌肉松软为宜（图4－29）。

3. 按股前侧

术者以两手拇指置于受术者髀关、伏兔、阴市、梁丘、足三里、下巨虚、解溪诸穴进行长按，使局部产生酸胀感为宜（图4－30）。

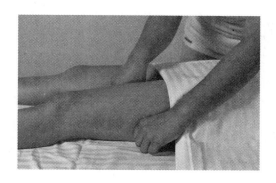

图4－29　拳顶合揉

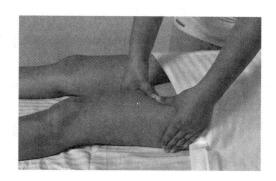

图4－30　按股前侧

4. 推下肢前侧

术者一手扶住受术者髂前上棘，一手全掌着力于受术者股前，自上向下反复推运，带动皮下肌肉组织。

5. 拍打下肢

术者五指并拢呈虚掌状，沿受术者股前自上向下进行有节奏拍打，使局部肌肤松软为宜。

（二）下肢后侧美容按摩手法操作

1. 拿下肢后侧

术者以双手拇指与四指相对，将受术者下肢后侧肌肉反复提拿数次，自上向下逐步移动到踝部，使局部产生酸胀感为宜。

2. 点按下肢后侧

术者以一手或双手拇指指腹分别置于受术者承扶、殷门、委中、承山、昆仑等穴，进行长按，使局部产生酸胀感为宜（图4－31）。

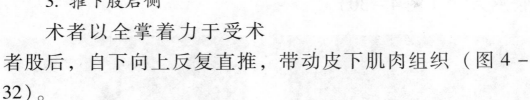

图4－31　点按委中

3. 推下肢后侧

术者以全掌着力于受术者股后，自下向上反复直推，带动皮下肌肉组织（图4－32）。

4. 拍打下肢

术者双手五指并拢呈虚掌，沿下肢后侧自上向下进行拍打，使局部肌肤松软为宜（图4－33）。

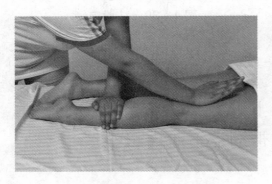

图4－32　推下肢后侧

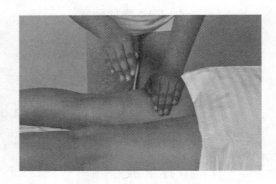

图4－33　拍打下肢

第五章　病证美容按摩技法

第一节　面部皱纹

皮肤皱纹是在真皮胶原纤维、弹性纤维、基质的形态结构发生退行性变化和皮下脂肪减少及皮肤水分缺失的基础上，肢体关节的运动和局部皮下肌肉长期反复的牵拉所形成的表现在皮肤上的皱褶线条。面部皱纹出现的顺序一般是前额、上下眼睑、眼外眦、耳前区、颊、颈部、下颏、口周。面部皱纹可分为萎缩皱纹和肥大皱纹两种类型。萎缩皱纹是指出现在稀薄、易折和干燥皮肤上的皱纹，如眼部周围细小的皱纹；肥大皱纹是指出现在油性皮肤上的皱纹，数量不多，纹理密而深，如前额、口唇周围、下颌处的皱纹。

祖国医学中无与之对应的病名，根据其临床特征及表现可归属于"驻颜除皱"、"益容"、"抗老防衰"的范畴。

一、病因病机

（一）中医学理论

1. 脏腑虚衰

肾为先天之本，生命之根，肾精的盈亏与人体强壮及衰老的关系是密不可分的。精血同源，血为气之母，当肾精亏虚，化生乏源，会导致脏腑失荣，功能失司，出现发堕齿槁、腰膝酸软等衰老症状；同时精气血不能上达于面，皮肤失于濡养，而致皮肤菲薄多皱、晦暗枯槁无泽等。脾为后天之本、"气血生化之源"，脾运健旺，则食入之水谷得以化生精微以"灌溉四方"，肌肉皮肤得到充分的营养而健壮，气血充盈并上注于头面，从而面部容光焕发，润泽如玉。反之，脾胃虚弱，气血生化乏源，气血亏虚，不能上达于面，皮肤失养，枯槁无泽，久之则皮肤干燥粗糙、皱纹横生。

2. 气血失调

人的机体是一个气血"流行不止，环周不休"的统一体。而气血一旦瘀阻，不仅不能供给脏腑组织器官营养，而且会导致机体发生各种病理变化，从而加速皮肤及整个机体的衰老。《灵枢·营卫生会》曰："壮者之气血盛，其肌肉滑，气道通，荣卫之行，不失其常……老者之气血衰，其肌肉枯，气道涩，五脏之气相抟搏，其营气衰少而卫气内伐。"由此可知，气血条达则肌肉滑利有弹性，皮肤滋润；反之，气血失调，脏腑组织得不到濡养，则肌肉枯萎松弛，面部出现皱纹，肌肤干燥无泽。

3. 阴阳失衡

在生理状态下，阴阳两者相互依存，保持平衡，则机体健康无病，即所谓"阴平阳秘，精神乃治"。在保持机体阴阳平衡的条件下，不仅可减慢因脏腑功能减退而导致的皮肤衰老，也可减轻或防止疾病所致的衰老过程，延缓皮肤皱纹的出现。如果生理状态的阴阳相对平衡受到破坏，就会产生阴阳偏盛偏衰的病理现象，出现皮肤干燥萎缩、枯黄多皱等症状。

4. 外感内伤

若禀赋不足，皮毛腠理不密；或脾虚失运，水湿不化，蕴久化热，湿热内生；若值春夏季节，天气渐暖，复外感阳光毒热之邪，与体内久蕴湿热搏结，郁阻于肌肤而化热生风，风胜则燥，肌肤失养，久之则皮肤无泽，皱纹横生。正如《外科启玄》所说："三伏炎天，勤苦之人，劳于工作，不惜身命，受酷日晒暴……，非血气所生也。"亦可因情志内伤，肝气郁结，郁久化火，耗伤阴血，以致肝血虚，由于肝肾同源，血虚则精衰，形成肝肾亏虚；或忧思伤脾，致脾运不健，气血化源不足，均可导致生风化燥，遂又外合光毒之邪，而致肌肤失于濡养，出现干燥萎缩，皱纹丛生。

（二）现代医学理论

皱纹主要是皮肤自然老化与光老化的结果，与多种因素有关，如重力、肌肉、关节运动与吸烟等。随着年龄的增长，表皮角质层中的自然保湿因子（NMF）不断减少，皮肤的水合能力不断下降，导致皮肤组织细胞的水分减少，细胞皱缩、老化，出现细小皱纹。在各种因素的作用下真皮成纤维细胞数量减少，胶原类型比例倒置，真皮乳头层和网状层弹性纤维减少及退化，胶原纤维和弹性纤维的排列紊乱，导致皱纹产生。此外，面部皱纹也与面部表情肌有关，表情肌附着于皮肤，当它收缩时皮肤可在与它收缩成直角处出现皱纹，并随岁月的流逝而增多和加深。

二、临床表现

面部皱纹与面部肌肉的关系密切，其主要临床表现为：

1. 额前纹

一般人在 30 岁后开始出现。随着年龄的增长，额纹可逐渐加深、增多。其产生原因，与额部肌肉不良运动有关。如抬头时，颈部不动，双眼向上看东西，时间一久形成习惯，则易形成皱纹。

2. 鼻根纹

此纹的形成与鼻眉肌有关。戴眼镜的人尤应注意，因其较易出现鼻根纹。

3. 眉间纹

此纹的形成一般无时间性。由本人面部运动的特点所决定。它的形成与皱眉肌有关，如经常反复多次皱眉头，就可使眉间纹过早地出现。

4. 鱼尾纹

一般人 40 岁以后开始出现。与眼匣肌有密切关系，女性比男性为早，因男性皮肤较女性厚，不易松弛。此外脑力劳动者亦因眼睛容易疲乏，使眼部肌肉松弛而形成鱼尾纹。南方人也因烈日直射而养成皱眼的习惯，而比北方人更容易形成鱼尾纹，且随年龄增长，逐渐加深增多。

5. 鼻唇纹

此皱纹的形成与颧大肌、颧小肌的松弛有关，一般在 30 岁以后可以出现。

6. 唇纹

此纹的形成与口轮匝肌有关。一般应 40 岁以后出现，但长年吸烟、牙痛及缺牙的人出现较早。

7. 下腭纹

此纹与三角肌、口轮匝肌的松弛有关。

三、推拿治疗

治疗原则：平衡阴阳，调整脏腑，疏通经脉，宣通气血。

治疗手法：按、揉、推、捻、捏、叩、搓、拍、抹等。

穴位：百会、四神聪、承灵、神庭、头维、太阳、印堂、睛明、攒竹、鱼腰、丝竹空、瞳子髎、迎香、颧髎、人中、承浆、地仓、颊车、风池、大迎、肩井。

治疗方法：

操作常采用仰卧位，操作程序如下。

（1）中指指腹在面颊部左右各旋转按揉数十次。

（2）中指指腹滑到迎香穴按揉数次。

（3）经鼻翼中指按揉两侧睛明穴，以酸胀为佳，并用中指指腹轻柔向上挑起。

（4）双拇指分别轻按两侧眼球数次。

（5）继而拇指偏峰分别从两侧睛明推上、下眼眶至瞳子髎。

（6）双手中指交替直推前额，即从印堂直推至前发际神庭穴并按揉数次。

（7）自两侧太阳穴经头维穴至太阳穴反复按揉，深透为度。

（8）双手拇、食二指捻捏法从印堂、前额中央至两侧太阳穴，并经两侧眼眶、攒竹、鱼腰、丝竹空再至两侧太阳穴。

（9）双手中指向上按揉瞳子髎数次，可防止眼角皱纹老化。

（10）以双手食、中指掌面轻轻弹叩印堂穴至两侧太阳穴。

（11）双手拇指交替揉按前额，即从印堂直揉至前发际神庭穴，直至百会穴、四神聪、承灵穴。

（12）双手食、中指经额推向两侧面颊、桥弓穴，至肩井穴为止，反复数次。

（13）双拇指从山根至迎香分推鼻翼至颧髎数次。

（14）双拇指沿口唇周围分推人中、大迎、颊车。

（15）中指点揉地仓穴，使口腔内有津液渗出为度。

（16）双手拇、食指分别分推承浆穴。

（17）双手四指轻啄前额、面颊部数次，可防止粉刺痤疮。

（18）以双手食、中指夹住双耳部上下揉搓数次。

（19）两手拇、食指揉捻双耳。

（20）两中指托揉两侧风池，以局部酸胀感为度。

（21）双手大鱼际抹前额、面颊，护理全面部。

（22）双手四指轻叩前额、颞部及面颊部结束。

四、调护

1. 面部皱纹的预防

（1）皮肤的护理：一般人 15 岁后，就应开始对面部皮肤进行保养、护理。可每晚临睡前自己做一下皮肤按摩（不能等面部出现皱纹时才开始保养），最好每月做 1~2 次面部按摩，补充皮肤营养素。

（2）加强营养：多吃高蛋白、低脂肪、富含各种维生素的食物。

（3）保持面部皮肤清洁，注意水分的补充：根据自己皮肤的性质，正确地选择适宜的洗面奶清洗皮肤，为补充水分，可用蒸汽熏面，如无此条件可用热毛巾湿敷皮肤，每日 1 次，每次5~10分钟。

（4）生活要有规律：保持充足的睡眠，愉快的精神，有规律作息。

（5）防止烈日暴晒：养成出门戴帽子、戴太阳镜的习惯。

（6）睡觉姿势要正确：正确的睡觉姿势应仰卧，面部肌肉放松。不可用过高、过低的枕头，以防皮肤皱褶。

（7）改正不良的习惯动作：如皱眉头、眨眼睛、扮怪样、打哈欠等动作要尽量减少。

2. 面部皱纹的清除

（1）坚持每天面部按摩，对已出现的皱纹部位要加强按摩，每周 1~2 次。

（2）面部除皱霜的运用："除皱霜"是含多种维生素及蛋白质的护肤剂，可滋养皮肤，也可调养皮肤内层的水分，使皮肤娇嫩、光滑，达到防皱的目的。

（3）电疗去皱：将去皱霜均匀地涂擦在皱纹处，待吸收 15 分钟后，用高频电疗机在面部皮肤轻轻摩擦 5 ~ 10 次。

（4）去皱倒膜：倒膜粉有"冷粉"、"热粉"、法国雌激素倒膜等。这些倒膜粉每周用 1 次，即可起到去皱作用。

（5）整形术：俗称"拉皮术"，即用手术方法消除面部皱纹。

第二节　面部疾病

一、雀斑

（一）概述

雀斑是一种浅褐色小斑点，针尖至米粒大小，常出现于前额、鼻梁和脸颊等处，偶尔也会出现于颈部、肩部、手背等处。除有碍美容以外，并无任何不适感觉或其他影响。

雀斑首见于《外科正宗》卷四，俗称雀子斑；民间的叫法有很多，如"蝇子屎"（河南）、"土斑"（山东）、"蚕沙"（山西）、"蒙脸沙"（安徽北部）、"蛇蚤斑"（苏浙地区）等。

（二）病因病机

中医学认为本病主要是先天肾水不足，不能荣华于上，阴虚火邪上炎，蕴蒸肌肤而致。瘀点（雀斑）的形成主要有以下几种情况：①皮肤受寒，则血液凝滞而瘀；②

出血过多的病人，出血后留瘀；③情绪抑郁，肝郁日久，气滞血瘀；④得热病（比如风热感冒高烧）后，津液受损，阴不制火也会出血留瘀；⑤身体虚弱，特别是气虚，造成气不摄血，从而引起出血留瘀。

现代医学认为，本病为常染色体显性遗传。

（三）临床表现

本病多见于女性，多于 6～7 岁以后开始出现，随着年龄增长而逐渐增多，到老年又逐渐减轻。损害为浅褐色或暗褐色斑点，帽针头大小，圆形或椭圆形，常为多发性、对称性，好发于面部，特别是鼻梁部及眶下。夏季加重，冬季减轻或消失，无自觉症状。

（四）推拿治疗

治疗原则：调整脏腑阴阳，疏通经络，行气活血。

治疗手法：按、揉、点、推、摩、擦等。

穴位：肝俞、心俞、肾俞、脾俞、三焦俞、束骨、血海、颊车、地仓、迎香、太阳、三阴交、大椎、命门。

治疗方法：

1. 穴位按摩美容治疗雀斑

（1）与激素分泌有关的雀斑

1）由上而下按揉足太阳膀胱经 5 遍，点按肝俞、心俞、肾俞、脾俞、三焦俞各半分钟，患者自觉诸穴有明显酸胀感为宜。

2）食指按压束骨穴，每秒按 1 次，共 5～10 次，患者自觉此穴酸胀并向足小趾部放射。

3）由上而下推揉督脉 5 遍，再由督脉分别向左右两侧推揉 10～20 遍，以背部透热为度。

（2）肝失疏泄引起的雀斑

1）术者由上而下按揉患者足厥阴肝经5遍，患者自觉肢体明显放松感。

2）双手拇指按揉双血海穴30～50次，以穴位局部酸胀为度。

3）用手食、中、无名三指沿颊车、地仓、迎香、双眼球、太阳、耳前再回颊车穴，做轻柔的擦揉法10遍。

（3）肾虚引起的雀斑

1）用手掌或毛刷，沿足少阴肾经，由下而上做摩擦法5遍，使患者自觉肌肤温热感。

2）拇指端逆时针按揉三阴交穴10次，使患者自觉穴位局部微微胀痛。

3）沿督脉由上而下推擦5遍，按揉大椎、命门穴，使患者自觉背腰部温热感。

2. 防治雀斑按摩13法

（1）沿膀胱经循行按擦足跟外侧，由上而下刺激5次。

（2）用拇指按压束骨穴，每秒1次，共5次。

（3）在背部中线部位，由上而下做经线按压刺激5次；再以脊柱为中线，左右分别向外，用手掌或毛刷局部摩擦刺激10次以上。

（4）从双腿内侧向双脚跟部，用毛刷刺激10次。

（5）沿着肝经循行，从足至腿由下而上按摩，用毛刷或手掌柔和地局部摩擦5次以上。

（6）用拇指刺激双膝内侧血海穴，每秒按压1次，共5次以上。

（7）左、右肩胛骨之间由上而下顺经线刺激5次，再从经线向外局部刺激10次以上。

（8）用手食、中、无名三指指腹，沿面部下颏、双口角、双鼻侧至双眼球额部、脸部；如此反复沿线按摩5次以上。

（9）放松肩部，右手做被动甩手运动，甩手反弹向上时，右腕内侧经下颏弹向左肩上部，再被动甩手向后，反复做10次，然后换左手反复做10次。

（10）弯曲双手，并分别将手背置于左右腰胁侧，双手做下内上外的环转摩擦动作，重复10次。

（11）沿足少阳经，用手掌或毛刷由下向上轻轻推擦局部，刺激6次。

（12）用拇指指腹按压三阴交穴60次。

（13）在肩胛骨之间至腰部之间的脊背中线，由上而下做经线按压刺激5次。然后，左、右双侧向外侧局部推搓刺激10次以上。

（五）调护

1. 预防及外用治疗

患者应减少日晒，可用遮光剂（如5%二氧化钛霜）或脱色剂（如3%～5%氢醌霜、5%白降汞软膏）等外用治疗。

2. 中药敷面

（1）治疗雀斑方1（《千金要方》）：①药物组成：朱砂。②使用方法：研成粉状，用蜂蜜调匀，晚上睡前涂面，晨起用米浆水洗净。

（2）治疗雀斑方2：药物组成：①黑牵牛（牵牛花种

子）。②使用方法：将其捣末用鸡蛋清调匀。晚上敷面，晨起洗净。

二、黄褐斑

（一）概述

黄褐斑也称肝斑、蝴蝶斑，是面部黑变病的一种，是发生在颜面的色素沉着斑。黄褐斑主要因女性内分泌失调、精神压力大、各种疾病（肝肾功能不全、妇科病、糖尿病）、体内缺少维生素及外用化学药物刺激等引起。

（二）病因病机

1. 中医学理论

中医将本病的病因病机概括为以下几个方面：精血不足，不能上荣于面；或气血痰瘀积滞皮下，色素沉着而致；或肝郁气滞，郁久化热，灼伤阴血，致使颜面气血失和而发病；或脾虚生湿，湿热蕴结，上蒸于面所致；也有人认为与冲任二脉有关，冲任起于胞宫，最终上行至面部，肝郁血滞损伤冲任，气血不能上荣于面，故致本病。

不论为何种情况，不外乎虚、瘀、湿、热所致。

2. 现代医学理论

黄褐斑的成因比较复杂，既有生理反应引起的，也有非生理性原因产生的。口服避孕药的妇女和妊娠妇女的黄褐斑均属生理反应范畴。据日、美等科研人员研究发现，口服避孕药的妇女中大约有18%～20%的人脸上长有黄褐斑，而妊娠妇女则常于怀孕第2～5个月开始出现黄褐斑。这是因为服避孕药或妊娠后体内性激素水平上升，雌激素刺激黑素细胞分泌黑素体，而孕激素则促使了黑素体的转移和扩散。一旦停服避孕药或分娩以后，体内雌激素与孕激素的含量会慢慢减少以至正常，黄褐斑就会逐渐减轻直至消失。非生理性黄褐斑常见于某些慢性疾病（如月经失调、痛经、子宫附件炎、不孕症、肝病、结核病、慢性酒精中毒、甲亢和内脏肿瘤等）的患者，这可能与卵巢、垂体、甲状腺等内分泌功能有关。长期服用一些药物（如冬眠灵、苯妥英钠等）也可诱发黄褐斑的生成。

（三）临床表现

（1）发于面部的颧骨、额及口周围，多对称呈蝴蝶状，故又名"蝴蝶斑"。

（2）初色如尘垢，日久加深，变为浅灰褐色或深褐色，枯暗无泽。

（3）大小不定，斑点边缘清晰，表面光滑，无炎症反应，无痛痒。

（4）经常使用口服避孕药及妊娠女性，面部会出现"妊娠斑"，也属于黄褐斑的一种。

（5）女性黄褐斑患者多伴有月经紊乱、经前乳胀或慢性病证。

（6）男性黄褐斑患者多伴有阳痿、早泄、胃肠功能紊乱等。

（7）经常日晒形成的日晒斑也是黄褐斑的一种。

（四）推拿治疗

治疗原则：脾虚肝郁型以健脾舒肝、理气活血为主。肝肾阴虚型以滋补肝肾、养血活血为主。冲任不调型以调和冲任、理气活血为主。

治疗手法：按、揉、推、摩、擦等。

穴位：至阴、血海、肝俞、心俞、肾俞、脾俞、三焦俞、束骨。

治疗方法：

1. 循经按摩治疗黄褐斑

（1）擦足太阳膀胱经至足跟部，由上而下刺激5次。

（2）用拇指按压足小趾爪甲处至阴穴，按压5次。

（3）在背腰中线部位，由上而下做经线按压刺激5次，再以脊柱为中线，左右分别向外，用手掌或毛刷做局部推搓刺激10次以上。

（4）沿足厥阴肝经线，由下而上按擦，用手掌或毛刷柔和地局部刺激5次以上。

（5）用手指刺激血海穴，共挤压5次。

（6）用手的食、中、无名三指指腹，沿面部先从下颌部开始，至双口角、双鼻侧、双眼球、额部、脸侧，如此沿经线按擦5次以上。

（7）由大腿内侧向双足跟部，用手掌或毛刷推擦刺激10次。

2. 穴位按摩治疗黄褐斑

（1）由上而下按揉足太阳膀胱经5遍，重点点按肝俞、心俞、肾俞、脾俞、三焦俞。

（2）食指按压束骨穴，每秒按1次，共5～10次。

（3）由上而下推擦督脉5遍，再由督脉分向左右两侧推擦15遍左右。

3. 注意事项

以循经按摩为主，胃经用泻法，肝经用平补平泻法，肺经用补法。

（五）调护

（1）防晒：这一点非常重要，因为色斑最怕日晒。日光的暴晒或X线、紫外线的照射过多皆可促发色斑，并使其加剧。夏季日晒充足，色斑活动频繁，斑点数目增多，颜色加深，损害变大；冬季日晒较少，斑点数目减少，颜色变淡，损害缩小。所以患者应尽量避免长时间日晒，尤其在夏季。

（2）防止各种电离辐射：包括各种玻壳显示屏、各种荧光灯、X光机、紫外线照射仪等。这些不良刺激均可产生类似强日光照射的后果，甚至比日光照射的损伤还要大，其结果是导致色斑加重。

（3）慎用各种有创伤性的治疗：包括冷冻、激光、电离子、强酸强碱等腐蚀性物质等。

（4）禁忌使用含有激素、铅、汞等有害物质的"速效祛斑霜"，因为副作用太多，可能导致严重后果。

（5）改掉不良习惯：如抽烟、喝酒、熬夜等。

（6）多喝水、多吃蔬菜和水果，如西红柿、黄瓜、草莓、桃等。

（7）注意休息和保证充足的睡眠。

（8）保持良好的情绪。

（9）避免刺激性的饮食：刺激性饮食易使皮肤老化，尤其咖啡、可乐、浓茶、烟酒等。

三、脂溢性皮炎

（一）概述

脂溢性皮炎，好发于皮脂腺分布较多的地方，如头皮、面部、胸部及皱褶部。本病属慢性病证，易反复发作，常伴有毛囊炎、睑缘炎；若发生于面部，常与痤疮、酒渣鼻、螨虫皮炎并发。

（二）病因病机

1. 中医学理论

中医学认为，本病多为肌热当风，汗出不畅，风邪侵入毛孔，郁久血燥生风，致肌肤失养而成；或因胃经湿热夹风而成。

2. 现代医学理论

本病是在皮脂溢出过多的基础上，引起的皮肤继发性炎症。目前病因尚不十分明了。可能与亲脂的酵母型马拉色菌感染有关。此外，精神因素、饮食习惯、维生素 B 族缺乏、嗜酒等，对脂溢性皮炎的发生发展可能有一定促发影响。

（三）临床表现

（1）好发于皮脂腺分布较多的部位，如头皮、面部、耳后、腋窝、上胸部、肩胛间、脐窝、乳房下、外阴及肛周等处。

（2）皮肤损害初为毛囊周围有红色丘疹，互相融合成大小不等的黄红色斑片，上覆油腻性鳞屑或痂皮，境界清楚。

（3）本病往往只局限于头皮，有的仅表现为较多的糠样鳞屑。基底无明显炎症，所谓干性糠疹或头皮屑。较重者则基底发红，上覆油腻性鳞屑，可有渗出和结痂。头皮损害病程较久者可引起脱发。部分病例可向面部、耳后及躯干等处发展。可侵犯睑缘引起睑缘炎，局部发红呈颗粒状，上附鳞屑和细小痂皮。

（4）婴儿脂溢性皮炎，常在出生不久至 1 个月左右发病，头皮部分或全部附有油腻性黄褐色鳞屑或鳞屑痂。并常侵犯眉毛、眉间、鼻唇沟及耳后等处。个别的泛发形成脱屑性红皮症。

（5）慢性病程，伴有不同程度瘙痒。

（四）推拿治疗

治疗原则：养血祛风，兼除风湿热毒。

治疗手法：按、揉、推、叩、点、振、颤、拨等。

穴位：神庭、哑门、百会、翳风、翳明、风池、三阴交、劳宫。

治疗方法：

（1）用 1 支 20ml 的维生素 B_1 液洒在头上，用右手五指从前额神庭穴向后梳到后发际哑门穴，共梳 36 次；然后用左手和右手的五指分别梳头部两侧，各梳 36 次。

（2）五指合拢叩打百会穴 54 次。

（3）两拇指分别点振两侧的翳风、翳明、风池等穴 3 次，每次 10 秒。

（4）用拇指压揉三阴交穴 15 秒，压拨 5 次，压振 3 次，每次 10 秒。

（5）用掌心劳宫穴压在脱发处或头发稀疏处，振颤 5 次，每次持续 10 秒。

（五）调护

（1）多吃水果、蔬菜，限制油脂及糖的摄入，忌吃辛辣、油炸、熏烤制品，忌饮酒。

（2）生活要有规律，睡眠要充足，保持大便通畅。

（3）避免搔抓，消除精神紧张。

（4）洗脸、洗头时，不要用刺激性强的肥皂擦洗，最好使用弱碱性洗面、洗发剂。

第三节　头皮病

一、斑秃

（一）概述

斑秃俗称"鬼剃头"，是一种骤然发生的局限性斑片状的脱发性毛发病。其病变处头皮正常，无炎症及自觉症状。本病病程经过缓慢，可自行缓解和复发。

中医古籍中曾有油风、毛拔、发落、发坠、鬼舔头的称谓。

（二）病因病机

1. 中医学理论

中医学经典著作对本病有一定的记载，如《诸病源候论》中写道："人有风邪，有于头，在偏虚处，则发失落、肌肉枯死，或如钱大，或如指大，发不生，亦不痒，故为之鬼舔头。"古人所云鬼舔头系指块状脱发而言，其脱落处或如同钱币大小，或如指肚大小，患处不痛不痒。同时，古人也知道，鬼舔头非鬼所为，而是风邪侵袭正气虚弱的人体而发病的。

中医认为，本病常由青年之人，血热内盛；复由心绪烦躁，七情不遂，郁久化火，火热内蕴，热盛生风，"风动叶落"，毛发因之脱落；或因正气虚弱，风邪乘虚侵袭所致。

2. 现代医学理论

斑秃的发病机理目前尚不完全清楚，多数人是由于过度精神紧张和机体劳累引起，但也有的人没有这些原因。

此病可能因高级神经中枢功能障碍，引起皮质下中枢及植物神经功能失调，使毛乳头血管痉挛，毛发营养障碍而导致脱发。如遭受强烈的精神刺激、过度疲劳等，可突然发病或加重病情。对有过敏背景的斑秃，则可能是一种自体免疫性疾病，除真皮有血管炎和血管周围炎外，其毛囊血管分支亦有血管炎表现，血管被破坏，造成血管网减少、血量供应不足，致使毛发脱失。免疫学研究发现，此类患者可出现抗甲状腺球蛋白、抗肾上腺细胞、抗甲状腺细胞等抗体，而无抗毛囊抗体，故可能是一种自体免疫性血管炎性秃发。目前还不能肯定斑秃就是自身免疫性疾病，但因可伴发自身免疫性疾病，皮质激素治疗暂时有效等，提示在某些病例中可能包含自身免疫因素。此外，内分泌障碍、病灶感染、肠道寄生虫等，也可能为致病因素。

（三）临床表现

斑秃常在无任何征兆的情况下骤然发生。病人常无自觉症状，也因其突然发生而不知所措。

斑秃常表现为毛发部位出现独立、局限性的成片毛发脱落，圆形或椭圆形，边缘清晰，直径 1～2cm 或者更大。秃发区皮肤光滑、发亮、无显著萎缩，但仍有毛孔可见，损害周围毛发不易脱落，脱落的头发根部变细，毛球缩小，可形成惊叹号形状 "！"。若损害逐渐增大，数目增多，相邻的皮损区可互相融合成大小不等、形状不规则的斑片。其开始恢复时，患部可见细软、黄白色毫毛，逐渐变粗、变黑，最终恢复正常。斑秃病程长，绝大多数可以恢复，少数病人可在痊愈后复发。

病情若继续发展，皮损可累及全头，以至头发全部脱落。此时，头皮仍可保持正常外观，是为全秃。严重的病例，除头发全脱落外，全身其他各处的毛发，包括眉毛、睫毛、胡须、腋毛、阴毛及全身体毛等，都会脱落，这种情况称为普秃。在男性斑秃患者中，约有10%的人可能发展成普秃。

临床上，依病情的发展状况，斑秃可分为三期。①进行期：毛发、皮肤损害范围日渐扩大，在斑秃区周边外观正常的皮肤上，毛发疏松易抓落。②静止期：一般经3~4个月，斑秃可停止发展，并可长期保持原状，秃发区周缘毛发附着相当坚牢。③恢复期：脱发区开始生长毛发。

部分患者可有头晕、腰痛、耳鸣、眼花等症状。医生检查时可发现少数患者早期在秃发区可见红斑与浮肿，毛囊口清晰可见。

（四）推拿治疗

治疗原则：养血补血，滋补肝肾，健脾益气，养阴凉血，疏肝理气，固涩通络。

治疗手法：按、抹、揉、推、擦、点等。

穴位：防老、健脑、百会、风池、头维、大椎、上星、三阴交。

治疗方法：

（1）用生姜擦脱发部位，至头皮有热感，每日2~3次，2~3个月为一疗程。

（2）拇指重按防老穴（百会穴后1寸）、两侧健脑穴（风池穴下5分），共3分钟。轻轻敲打刺激上述穴位及脱发部位。用抹法，从百会到防老、风池、健脑，各30次。若前额或两鬓脱发较多者，可加按头维穴2分钟；若伴有头痛者，可加按大椎穴2分钟；油脂分泌多者加按上星穴1分钟，以局部胀痛为度。

（3）由下而上轻轻推擦足少阴肾经5遍。

（4）点按三阴交穴，以酸胀为度。

（五）调护

（1）注意劳逸结合，保持心情舒畅；避免烦躁、悲观、忧愁、动怒。

（2）加强营养，注意摄入富含维生素的饮食，纠正偏食的不良习惯。少食肥甘厚味之品，多食蔬菜。

（3）注意当头发已生长之时，应加强头发护理，不用碱性强的肥皂洗发，少用电吹风吹烫头发。

二、脱发

（一）概述

脱发是指头发脱落的现象。正常脱落的头发都是处于退行期及休止期的毛发，由于进入退行期与新进入生长期的毛发不断处于动态平衡，故能维持正常数量的头发，这是正常的生理性脱发。病理性脱发是指头发异常或过度的脱落，其类型很多。

若是男性脱发，主要是前头与头顶部，前额的发际与鬓角往上移，前头与顶部的头发稀疏、变黄、变软，终使额顶部一片光秃或有些茸毛；女性脱发多始自头顶部，头发变得稀疏，但不会完全成片的脱落。

（二）病因病机

1. 中医学理论

按照中医理论，头发与肝肾有密切关系。肾藏精，肝主血，肝肾虚弱则精血不足，毛发得不到营养，头发就会变白、脱落；反之，肝肾强健，精血上荣于头，则毛发浓密乌黑。先天肝肾不足则少年白头，中老年肝肾虚弱就长出白发、出现脱发，部分患者还伴有失眠多梦、腰酸膝软、头晕耳鸣等症状。

2. 现代医学理论

现代医学认为，形成脱发的原因如下：

（1）饮食、睡眠失宜。

（2）长时间的脑力劳动。

（3）非感染性皮肤病：如盘状红斑狼疮、局限性硬皮病、扁平苔藓、剥脱性皮炎等。

（4）良性或恶性肿瘤：如疣状痣、皮脂腺痣、瘢痕疙瘩、基底细胞癌、鳞状细胞癌等。

（5）内分泌失调性疾病：如甲状腺功能低下或者亢进、垂体功能减退、甲状旁腺功能减退、肾上腺肿瘤、肢端肥大症晚期以及女性产后、更年期、口服避孕药等，均可导致头发的脱落。

（6）某些发热性疾病：一些热性疾病可造成症状性脱发，如肠伤寒、肺炎、脑膜炎、流行性感冒等。

（三）临床表现

脱发的开始发病年龄在 20～30 岁之间。一般先从前额两侧鬓角部位开始，鬓角变深；与此同时或稍后，前额发际线缓慢后退，形成高额，进行性加重，头顶也被侵犯，头发脱落，越来越稀。随着头发脱落，新生长的头发明显比原来头发变细，生长速度变慢。

而后变成又细又短的毳毛样软毛，头顶和前额部连结成大片的脱发区，头发光滑发亮，仅在两侧颞部及后头部如马蹄形区域内头发保持原状。也有部分患者先从头顶部脱发。

本病是一种慢性病，多数病人进展缓慢，少数进展较快，几年内即出现大面积脱发。毛发脱落数量、开始脱发的年龄、脱落的速度、脱发的范围和严重程度，有明显的个体差异。男性脱发只累及头发，胡须及其他部位毛发不受侵犯。本病常有家族史，患者的父、兄、叔叔、舅舅等常有同样症状。

（四）推拿治疗

治疗原则：补肾养血活血，凉血祛风。

治疗手法：按、揉、搓、叩、啄等。

穴位：阳白、太阳、神庭、上星、百会、强间、头维、曲鬓、率谷、风池。

治疗方法：

（1）揉搓头皮：十指弯曲，两臂用力，用指腹揉搓头皮各部，从前往后反复揉搓20次。

（2）指啄头皮：将双手五指弯曲并拢呈梅花状，然后像小鸡啄米一样以较快速度用指尖敲啄头皮。双手从头顶向两侧，按由前到后的顺序，依次反复敲啄。头皮各处全啄到为1遍，连续做10遍。敲啄时用力要均匀而有节奏，以头皮感到轻松舒适为宜。

（3）手指梳头：双手十指微微弯曲，用指尖从额部向后轻轻梳理头发及按摩头皮。先由前向后梳理顶部，再依次由前向后梳理两侧及鬓角。将各部头发全梳理到为 1 遍，共做 10 遍。

（4）叩打阳白穴：头部微微仰起，用双手握成空拳，以手背轻轻叩打双侧阳白穴各 20 次。轻轻叩打阳白穴对脑垂体有刺激作用，能促进内分泌、调节性激素，所以有利于防治中老年脱发、白发。

（5）按揉太阳穴：用两手拇指分别按在两侧太阳穴上，其余八指指腹自然放在前额上，然后两拇指做环形揉动，顺、逆时针各揉动 12 次。揉太阳穴，对放松头面部肌肉、神经有很好的作用，可以解除头部紧张。

（6）按揉神庭、上星、百会、强间穴：用双手中指交替按揉上述穴位，顺、逆时针各按揉 20 次。指腹向下用力，以穴位有酸胀感为宜。

（7）按揉头维、曲鬓、率谷穴：用双手中指指腹分别按揉两侧头维、曲鬓、率谷穴。每穴顺、逆时针各按揉 20 次。以穴位处有酸胀感为宜。上述穴位都位于头部两侧，故左右同时操作。

（8）按揉风池穴：将两手拇指按在双侧风池穴上，其余八指自然并拢放于脑后，用拇指指腹按揉两侧风池穴，顺、逆时针各 12 次，指腹向上用力，以穴位有酸胀感为宜。

（9）局部按摩：用食指、中指、无名指指腹按摩脱发部位 2 分钟，使局部产生温热的感觉，这对脂溢性脱发或斑秃促生新发很有好处。

除了上面介绍的按摩方法，也可以用一种更简单的方法来做头皮按摩，那就是梳头。将一把小梳子随身装在口袋里，有空便拿出来梳梳头，既保持了头发整洁，也起到了防治和减少白发、脱发的作用。

梳头时最好按照经络的走向，从额前正中开始向头顶、枕部、颈项依次梳理，然后从顶部向两侧分别梳理。每次梳 100 下左右，力度和速度要适中，不可硬拉，以免损伤头皮和头发。

（五）调护

（1）保持乐观的精神状态。

（2）多吃蔬菜与水果，可防止便秘而引起脱发。

（3）抽烟会影响头发的正常生长，宜戒烟。

（4）饮酒会使头皮产生热气和湿气，引起脱发，宜限酒。

（5）用黄杨木和牛角梳子梳头。

（6）使用对皮肤和头发都无刺激作用的弱酸性洗发剂。

（7）勤洗头，边洗边按摩，使头部气血通畅。

（8）使用电吹风机，要与头发保持 20cm 的距离。

（9）戴帽子要注意头部通风和透气。

（10）适当调节空气，过干、过湿均不利于头发的生长。

三、白发症

（一）概述

白发症是指头发呈散在性花白，甚至全白的病证。中医典籍中早有记载，如《诸病源候论·卷二十七》曰："肾主骨生髓，其华在发。……若血气虚，则肾气弱，肾气弱，则骨髓枯竭，故发变白也。"

（二）病因病机

1. 中医学理论

（1）精虚血弱：肾精不足，不能化生阴血，阴血亏虚，导致毛发失其濡养，故而花白。

（2）血热偏盛：素体热盛，阴虚血燥，血热偏盛，发根失养，故须发早白。

（3）肝郁脾虚：肝气郁滞，损及心脾，脾虚运化失职，气血生化无源，发失所养，故而白发。

2. 现代医学理论

（1）精神因素：如精神紧张、忧愁伤感、焦虑不安、受到惊吓等精神刺激，或创伤等外界因素，都会造成输送给毛发营养的血管发生痉挛，使毛乳头、毛球部的色素细胞分泌黑色素的功能发生障碍，影响黑色素颗粒的合成和输送。

（2）营养因素：中国人及多数亚洲人种正常的头发颜色为黑色，其毛发的髓质和皮质内含有黑色素颗粒。黑色素颗粒的形成与营养密切相关。人体内营养充足时黑色素合成作用活跃，头发也会变黑。如果营养不良，黑色素合成作用受到影响，黑色素颗粒减少，头发就会变白。另外，铜、锌、铁等微量元素缺乏，亦可出现白发。

（3）患慢性疾病：患有植物神经功能失调、甲状腺功能亢进、肺结核、伤寒、内分泌障碍等这类慢性消耗类疾病的人，多会出现白发。这是因为慢性疾病会使人体质衰弱、营养不良，使头发得不到足够的营养，影响黑色素颗粒的形成。

近年来研究发现，动脉硬化及糖尿病患者也易产生白发，这类患者多血液循环不畅，头皮供血不足，导致白发产生。

（4）遗传因素：常有家族史，多表现为常染色体显性遗传，如在父母或家族里有白发的情况发生，后辈的子女多数也会产生白发。

（三）临床表现

遗传性白发通常出生时即有，或在儿童期迅速出现。包括全身性毛发变白的白化病和局限性毛发变白的斑驳病等。

老年性白发，其白发常从两鬓角开始，慢慢向头顶发展。数年后胡须、鼻毛等也变灰白，但胸毛、阴毛和腋毛即使到老年也不变白。

青年人或中年人的早老性白发，初起只有少数白色，以后逐渐增多。

在一些疾病中，如白癜风、Vogt – Koyanagi 综合征、Alezzandrini 综合征等，可有局部白发。

（四）推拿治疗

治疗原则：补气血，益肝肾，强筋骨。

治疗手法：抓、摩、压、推、叩、按、点、揉、搓、擦等。

穴位：头维、风池、印堂、阳白、络却、百会、太阳。

治疗方法：

（1）抓摩梳叩头皮法：受术者坐位，术者立其身后，将手置于受术者头部，以指端为着力点，轻快而有节奏地自头前部向后抓动，抓中稍带提力，反复进行3～5遍；以手指指腹自两颞部开始小幅度旋摩，逐渐扩大至全头皮；以双手指端轻轻叩击头皮；用梳子自前额开始向后梳头，直梳至枕部，梳时注意贴紧头皮，适当用力；然后自额角头维穴沿头部两侧向后梳，梳至枕后风池穴。

（2）指压法：先以一手食指、中指、无名指、小指相并拢，自印堂开始，沿头皮正中线向后按压至顶部，或用双手交替按压；两手分别自阳白穴开始向上按压，经过络却穴，直至风池穴；左手四指贴附在左侧发际处，右手四指贴附在右侧发际处，两手指腹着力，同时按压，按压1次向上移动一下，按压到头顶正中时，正好指尖相对。

（3）自我按摩法：双手拇指自然分开、屈曲，用指腹作为着力点，从前发际头维穴处，沿发际向后推至后发际风池穴；或五指分开，以指腹代梳，自前向后做梳头动作，双手可同时进行，亦可交替进行，推到头皮有轻松、发热的感觉为宜；双手五指自然分开，微曲，交替叩击头部，注意叩击的力量由轻到重，以五指的指腹或指尖为着力点，叩击的顺序是先前额、头顶、后枕部，再叩击头部两侧和耳后，时间2～3分钟，以头部有热感为宜；以中指指腹按压、点揉印堂、百会，用两拇指按压、点揉太阳、风池；搓热双手，轻擦面部。

（五）调护

（1）注意劳逸结合，保持心情舒畅，避免精神危机，维持心理平衡对于防止早生白发至关重要。

（2）坚持体育锻炼，增强体质。

（3）讲究饮食质量，多吃一些富含优质蛋白、微量元素和维生素的食物，可选择鲜鱼、牛奶、动物肝肾、黑芝麻、食用蕈类、海藻类、新鲜蔬菜和水果等。

（4）在医生指导下，酌情使用维生素、叶酸、何首乌、枸杞子、桑葚子等药物，有助于防止或延缓白发的生成和发展。

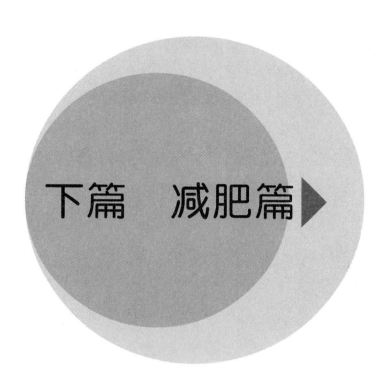

下篇　减肥篇▶

第六章　肥胖症概述

第一节　肥胖症的概念

肥胖症是指体内过量脂肪堆积而使体重过度增加的一种异常体态，临床上常伴有怕热多汗、动作迟缓、肌肉无力、易倦、劳动效率低以及精神和心理异常等症状。

肥胖症一般分为单纯性肥胖症和继发性肥胖症两种。单纯性肥胖症是指没有发生明显的神经系统、内分泌系统疾病，而是由于机体摄入的热量超过了消耗的热量，造成内脏和皮下脂肪蓄积而体重超常，并以肥胖为主要临床症状，可伴有代谢方面障碍的疾病。单纯性肥胖症是引起糖尿病、高血脂及心脑血管病等多种严重危害人体健康疾病的危险因子，不仅降低患者的生活质量，而且缩短其寿命。所谓继发性肥胖症，是指由于其他健康问题所导致的肥胖，也就是说继发性肥胖症是有因可查的肥胖，继发性肥胖症占肥胖的比例在5%以下。根据引起肥胖的原因，又可将继发性肥胖症分为下丘脑性肥胖、垂体性肥胖、甲状腺功能低下性肥胖、库欣综合征导致的肥胖、性腺功能低下性肥胖等，分别因下丘脑、垂体、甲状腺、肾上腺和性腺疾病而致。其中成人以库欣综合征和甲状腺功能低下性肥胖为多见，儿童中以颅咽管瘤所致的下丘脑性肥胖为最多。按摩对单纯性肥胖效果较好，对继发性、先天性肥胖效果不佳。

肥胖已成为严重的社会公共健康问题。据统计，肥胖者并发脑栓塞与心衰的几率比正常体重者高1倍，冠心病发病率比正常体重者多2倍，高血压发病率比正常体重者多2~6倍，糖尿病发病率较正常人约增高4倍，胆石症发病率较正常人高4~6倍，更为严重的是肥胖者的寿命将明显缩短。最新研究表明，肥胖还可导致男性智力下降。

下面简单介绍一下与肥胖症有关的术语。

1. 什么是理想体重

理想体重即标准体重，是指在正常情况下每一个人的体重处在什么理想范围内，其计算公式因儿童和成年人而异。怎样才能知道自己是胖还是瘦呢？通常是用理想体重作为参照值，来衡量自己体重是否正常。由于人的体重与许多因素相关，经常会发生变动，例如清晨起床时体重较轻，下午体重偏重；女性在月经前几天的体重会短暂、轻度地增加等。因此，衡量体重是否正常不能只用一个恒定的值来表示，而应用一个数值范围来表示，通常在理想体重±20%范围内均应属正常。超出这个范围就不正常了。

2. 什么是肥胖症

肥胖是体内脂肪堆积过多或分布异常，导致体重增加的一种状态。按照世界卫生组织（WTO）的定义，肥胖是一种慢性代谢性疾病，它包括了肥胖本身对健康的损害以及与肥胖相关的疾病如高血压、糖尿病、高血脂、心脑血管疾病和某些癌症等对健康的损害两个方面。因此，在医学上将肥胖称之为肥胖症。肥胖的判定标准是指体重超过理想体重的20%，或体重指数（体重/身高的平方）达到28，后者是中国标准。

3. 什么是超重

超重是由正常体重向肥胖发展的一种中间状态，超重者体内脂肪堆积已经明显超过了正常体重者，只是程度较肥胖者轻，超重的判定标准是指体重超过理想体重的10%，或体重指数达到24（中国标准）。许多研究表明，与正常体重者相比，超重者发生高血压、糖尿病、高血脂、心脑血管疾病等的风险已经大大地增加，并且超重者将是肥胖症患者强大的后备军。因此，应该像重视肥胖一样重视对超重的防治。

4. 什么是脂肪组织

脂肪组织是人体内一种特殊的结缔组织，它是由大量的脂肪细胞所组成。脂肪组织根据颜色和功能分为白色和棕色两种，其中白色脂肪组织含脂肪较多，多分布于腹腔、皮下、肌肉间等部位；棕色脂肪组织主要分布于肩胛间区、腋窝、颈部和甲状腺附近，因为它含与代谢有关的线粒体和细胞色素较多，血液供应丰富，所以它较白色脂肪组织更容易分解，产生热量更多。研究发现，随着年龄的增长，棕色脂肪组织会逐渐减少甚至消失，取代的是不易分解而易储存的白色脂肪组织，这是中老年人容易发胖的原因之一。

5. 什么是能量代谢

能量代谢是指人体在新陈代谢的过程中所伴随着的能量释放、转移和利用等。在能量代谢过程中，食物是为人体提供能量的主要来源，碳水化合物、蛋白质、脂肪这三大营养物质，通过在体内的分解代谢与合成代谢来满足人体对能量的需求。由于食物氧化以及各种生理活动所释放的能量，大部分是以热能的形式散发出来，因此，人体以热量来代表能量消耗，主要由静息代谢率、食物热效应、体力活动消耗三大部分组成。

静息代谢率：是指身体在静息状态下的能量代谢，占24小时能量消耗的60%～70%。

食物热效应：是指食物在消化、吸收过程中以及交感神经活动所产生的热量。

体力活动消耗：是指身体在活动状态下的能量代谢。

24小时能量消耗：是指静息代谢率、食物热效应和体力活动消耗的总和。

正常情况下，能量代谢处在动态平衡之中。研究表明，能量摄入大于能量消耗，是导致体内脂肪过度积聚并发生肥胖的关键环节。

第二节　中医学对肥胖症的认识

一、古代文献对肥胖的记载

中医古籍有很多关于肥胖的记载，如《灵枢·逆顺肥瘦》篇曰："此肥人也。广肩腋，项肉薄，厚皮而黑色，唇临临然，其血黑以浊，其气涩以迟。"是说肥胖的人肩部宽厚，肉多，颈项的肌肉松弛，皮肤厚而颜色黑及唇厚。《灵枢·卫气失常》篇最早将肥胖者分为"脂人"、"膏人"及"肉人"三种类型，伯高曰："人有脂，有膏，有肉。"黄帝曰："别此奈何?"伯高曰："䐃肉坚，皮满者，脂。䐃肉不坚，皮缓者，膏。皮肉不相连者，肉。"又云："膏者，多气而皮纵缓，故能纵腹垂脂；肉者身体容大；脂者身体瘦小；是故膏人，纵腹垂脂；肉人者，上下容大；脂人者，虽脂不能大者。"明确提出了三者的区别及形成该体形的原因。《素问·奇病论》云："脾虚……此肥美之所发也，此人必数食甘美而多肥也。肥者令人内热，甘者令人中满，故其气上溢，转为消渴"，指出了因膏粱厚味导致肥胖进而引发糖尿病的关系。金·李东垣《脾胃论》曰："脾胃俱旺，则能食而肥。脾胃俱虚，则不能食而瘦、或少食而肥，虽肥而四肢不举。"说明肥胖一类是食欲好，进食多，吸收功能强而肥胖，一类是脾虚不运，食物精微难于敷布全身，反而化为痰浊，停滞肌肤腠理而形成肥胖。元·朱震亨《丹溪心法·中湿》："凡肥人沉困怠惰，是湿热……凡肥白人，沉困怠惰是气虚"。明·张介宾《景岳全书》："何以肥人反多气虚?……肥人者，柔胜于刚，阴胜于阳，且肉与血成，总皆阴类，故肥人多有气虚证。"明·虞抟《医学正传·眩晕》："气虚肥白之人，湿痰滞于上，阴火起于下。"清·叶桂《临证指南医案》："湿从内生者必其人膏粱酒食过度，或嗜饮茶汤太多，或食生冷瓜果及甜腻之物，其人色白而肥，肌肉软。"清·陈士铎《石室秘录·痰病》："肥人多痰，乃气虚也，虚则气不能运行故痰生之。则治痰必须补气而后兼消其痰耳。"

二、中医学对肥胖病因的认识

肥胖的产生是一个多种原因导致的复杂的过程，与之密切相关的因素有多食、少动、情志、先天禀赋、年老体衰等。

1. 先天禀赋

《内经》中已经认识到先天禀赋是肥胖症发生的一个重要因素，这与现代医学对本病的认识不谋而合。《灵枢·阴阳二十五人篇》谓："土形之人……黄色，圆面，大头，美肩背，大腹，美股胫，小手足，多肉，上下相称"，这种土形之人的肥胖，上下相称，结实墩厚为全身性肥胖；又言："水形之人，……大头，小肩，大腹"，这种水形之人的肥胖多为腹型肥胖。

2. 劳逸失度

劳作不足也是肥胖症发生的一个主要原因。《金匮要略·血痹虚老病篇》曰："夫尊荣人，骨弱肌肤盛"，《素问·宣明五气篇》亦言："久卧伤气，久坐伤肉"，气伤则虚，肉伤损脾，气虚脾虚，运化失司，痰浊内生，膏脂积聚，发为肥胖。

3. 年高体衰

《素问·阴阳应象大论》说："年四十，而阴气自半，起居衰矣。年五十，体重，耳目不聪矣。"中年以后，人的脏腑功能由盛转衰，而少动好坐；脾肾亏虚则易水湿内盛，以致身体逐渐肥胖。

4. 饮食不节

饮食不节、嗜食肥甘厚味是公认的形成肥胖症的重要原因。《素问·通评虚实论》指出："肥贵人，则膏粱之疾也"，认为由于嗜食油脂、甜品，耗损脾胃之气，脾胃运化失常，则聚湿成痰，痰湿膏脂积而发生肥胖。

三、中医学对肥胖病机的认识

（1）脾胃失调：脾胃俱旺，多饮多食，肥甘厚味，酿生湿痰，流注皮里膜外，形成肥胖；或脾胃俱虚，纳谷不馨，脾失健运，水湿不得运化，则膏脂、痰浊、水湿积聚，形成肥胖。李东垣在《脾胃论》中云："脾胃俱旺，则能食而肥；脾胃俱虚，则不能食而瘦或少食而肥；虽肥而四肢不举，乃脾实而邪气盛也"。临床中患者常常是因胃中蕴热、脾失健运导致痰湿内盛，一般有食欲亢进的胃热症状，也伴有头身困倦、短气乏力、嗜睡懒言等脾虚症状，是脾虚不能运化，导致气机郁滞，移热于胃所致，胃强脾弱，虚实夹杂并见。

（2）脾肾阳虚：肾为先天之本，水火之根，内藏元阴元阳，维持和调节人体的水液代谢。肾阳虚衰，主水无权，水湿泛滥，则凝聚成痰；脾胃运化亦有赖于肾阳温煦，若肾阳不足，可导致脾胃运化失常而致痰湿内生，形成肥胖。据临床报道此证型多见于中老年患者，多伴有腰膝酸软、形寒肢冷、容易疲劳、失眠健忘等症状。

（3）三焦壅滞：三焦贯穿人体上下内外，通行元气，为元气之别使，司人体气化，为水液通行之道路，通调水道，而三焦元气须依赖脾胃所化生的水谷精微以滋养，才能充实不衰。《脾胃论》中明确指出："元气非胃气不能滋之。"元气之充足，皆由脾胃之气无所伤而后能滋养元气。如果三焦元气失于胃气滋养，则三焦失职，气化不利，水道不畅，津液凝聚，生痰成饮，壅滞三焦，导致肥胖。

（4）肝失疏泄：多因情志不遂，肝失疏泄，气机郁滞，郁而化火，肝胃火旺，摄纳过多，化生痰湿，形成肥胖。临床中有不少因情绪波动，以暴饮暴食宣泄情绪而造成肥胖的例子。

（5）阴虚内热：肾阴不足，肝阳上亢化火，肝木侮土，出现下虚上盛、消谷善饥、烦热之症，多见于肥胖合并高血压、糖尿病病人。多伴有头昏眼花、头胀头痛、腰膝酸软、五心烦热等症状。

四、脏腑与肥胖的关系

1. 脾胃与肥胖的关系

脾运正常，则脏腑、经络、四肢百骸、筋肉皮毛等组织能得到充分的营养，而进行正常的生理活动。若脾失健运，则胃虽能纳谷，但纳入的饮食水谷不能化为营养物质运送到周身，反而成为痰湿之源，纳食愈多，痰湿愈甚，脂积淤阻，致使痰脂滞留周身皮肤之间、腹膜之中、脏腑之内，则肥胖诸症丛生。

2. 肝胆与肥胖的关系

沈金鳌曰："肝和则气生，发育万物，为诸腑生化。"七情过极，首先影响肝胆之生发疏泄功能，而致气机升降失调，气血功能紊乱。肝胆疏泄不及或太过，上侮肺金、中犯脾胃、下竭肾阴，而致脂质沉积，痰浊水湿互聚内停，走于腠理、皮毛、半表半里、筋膜、四肢、肠膜而致肥胖发生。

3. 肾与肥胖的关系

若肾气虚衰，损及脾阳，脾失运化，则水湿停聚，聚于肌肤而致形体肥胖；肾主蒸化水液，若肾阳不足，蒸化无力，亦可导致水湿潴留而为痰，痰湿一经酿成之后，就成为致病因素，引起多种病理变化，致使痰湿瘀滞，酿成肥胖。

4. 肺与肥胖的关系

古人认为肥胖与气虚关系最为密切，近代临床观察也证实了这一点。《内经》云："左肝右肺"，二脏一升一降，为气机交通之枢，肺肝互为作用。朱丹溪曰："肥人必气急，气急必肺郁，肺克木"。肺气虚弱，通调水道功能障碍，肃降不及或太过，引起上焦壅塞，宣发疏布失调，水湿、痰饮、脂质等偏走于皮毛腠理，内聚而形成肥胖。

5. 心与肥胖的关系

血和津液同源于水谷精微，在生理上表现为"津血同源"，病理上表现为"痰瘀相关"。诚如《灵枢·百病始生》所说："凝血蕴里而不散，津液涩滞，着而不去，而积皆成矣。"若津液凝聚为痰，痰浊停滞于脉，痹阻脉络，可使心气推动无力，血运不畅，蓄而瘀血。痰瘀互结于肌肤腠理而为肥胖。

第三节　现代医学对肥胖症的认识

一、肥胖症的流行病学研究

由于生活方式、饮食习惯及体力活动减少，欧美一些发达国家超重、肥胖的患病率很高。世界卫生组织（WHO）统计 1999 年度全球 84 个国家的资料，全球肥胖病的患病率为 8.2%。按照经济发展水平划分，发达国家的肥胖率为 20.4%，经济转型国家为 17.1%，发展中国家为 4.8%，最不发达国家为 1.8%。从地区来看，北美地区流行率较高，在 20%～25% 之间；亚太地区超重、肥胖率稍低。中国成人 1996 年超重〔体重指数（BMI）≥25〕和肥胖〔体重指数（BMI）≥30 的标准〕的患病率分别为 18.28% 和 2.48%，女性高于男性，北方高于南方，城市高于农村。

近几十年来，全世界的肥胖率呈持续上升趋势。据 WHO 估计，1995 年全球约有 2 亿肥胖成年人和 0.18 亿 5 岁以下的超重儿童，2000 年肥胖成年人数迅速上升到 3 亿。美国调查表明：1991 年美国成人肥胖率为 12.6%，1994 年上升到 14.4%，1998 年进一步上升为 17.9%。肥胖率增加最快的年龄组是 18～29 岁，因此，肥胖有年轻化趋势。

二、肥胖症病因学研究

本病的病因尚未完全明了，有各种不同的病因，同一病人可有几种因素同时存在。总的来说，就是能量的摄入大于消耗。具体与下列因素相关。

1. 遗传因素

肥胖症病人往往呈一定的家族遗传倾向。据统计，双亲肥胖，其子女约 70% 肥胖；双亲中有一方肥胖，其子女约 40% ~50% 肥胖；双亲均体瘦或体格正常，其子女肥胖者仅占 10%。目前已经发现的与肥胖相关的基因主要有：

（1）瘦素（Leptin）：1994 年科学家利用定位克隆技术首次从小鼠中获得 ob 基因，其编码在脂肪组织表达的蛋白质产物命名为瘦素（Leptin），也有人译为"肥胖蛋白"。瘦素对体脂和体重的调节存在一个反馈系统，通过调节机制调节能量和脂肪代谢，降低机体内脂肪沉积，使机体的脂肪总量保持相对稳定。早期研究认为，瘦素主要是通过中枢神经系统使机体产生饱食感、抑制食欲、增加活动量以使脂肪消耗，并维持正常的机体活动、体温和生殖功能。近期研究发现瘦素尚有广泛的外周生理作用。若基因突变使瘦素分泌减少甚至不能分泌或性质改变，可能会发生肥胖，但目前仅被用于构建实验动物模型；在人类仅见个别报道。研究发现人类大多数肥胖患者 obmRNA 编码区并没有发生基因突变，却表现为 ob 基因表达增强，血中瘦素水平升高，这种现象被称作瘦素抵抗。发生瘦素抵抗的原因可能是：①瘦素由血液运输到脑中的通道障碍（血脑屏障缺陷）。②瘦素在血流中与血清成分结合而减弱瘦素的生物学作用（循环缺陷）。③瘦素信号转导通路缺陷。④瘦素受体的下游缺陷（效应器缺陷）。

（2）增食欲素（Orexin）：Orexin 的作用与 Leptin 截然相反。OrexinA 与 B，是 1994 年发现 Lptin 以后的又一重大

发现。

（3）β₃-肾上腺能受体（β₃-AR）基因：β₃-AR 主要分布在肠道、心肌等部位，是在白色和棕色脂肪细胞膜上的特异性肾上腺能受体，活化人解偶联蛋白基因，起产热和促进脂肪分解作用。

（4）脂蛋白脂酶（LPL）基因：LPL 是体内极低密度脂蛋白与乳糜微粒中甘油三酯代谢的一种重要限速酶，其基因位于人染色体 $8P_{22}$。郭锡熔等对 172 例儿童研究结果提示，LPL～HindⅠ基因多态性对单纯性肥胖儿童的血脂、人体体重指数（BMI）、总固醇以及皮下脂肪在机体各部位的分布有重要影响。

2. 神经、内分泌因素

饱食中枢位于下丘脑腹内侧核，摄食中枢位于下丘脑腹外侧核，它们之间有神经纤维联系，在功能上相互调节、相互制约。电刺激实验动物下丘脑腹内侧核可引起拒食，而用电或化学方法破坏该区则引起多食、高胰岛素血症和肥胖。临床上也可见到下丘脑或边缘系统的炎症、肿瘤、外伤、手术引起肥胖。

胰岛素的作用之一是使能量以最经济的脂肪形式储存起来。胰岛素对脂肪组织的功能起广泛的调节作用，包括刺激前脂肪细胞分化为脂肪细胞，增强葡萄糖转运和甘油三酯合成，抑制脂肪分解等。单纯性肥胖患者因体内的脂肪细胞肥大且数量多，肥大的脂肪细胞膜上单位面积的胰岛素受体数量减少，胰岛素受体对胰岛素敏感性降低，导致机体代偿性分泌胰岛素增加，使胰岛素的脂肪合成作用增强，脂肪贮存增多，使肥胖进一步发展。单纯性肥胖者可有一定程度的肾上腺皮质功能亢进，引起胰岛素升高形成肥胖。甲状腺激素与肥胖症的关系尚不明确，偶见两者合并存在。

3. 精神心理因素

临床发现有许多患者，每当精神紧张或环境压力过大时，就会出现食欲旺盛、饮食增加、头痛、烦躁等症状导致肥胖的发生或加重，美国洛克菲勒大学公布的一项研究表明，过度紧张会引起肥胖症。有精神抑郁倾向的患者亦有情志不畅时暴饮暴食，引起或加重肥胖的发生。

4. 饮食、生活习惯及环境因素

研究发现，每餐主食摄入量大、进食速度快、暴饮暴食是肥胖发生的危险因素。肥胖者大多食欲强，食量大，贪食肥甘厚腻之品。且其缺乏体力活动，能量消耗少而脂肪渐积。现代社会由于饮食结构及生活方式的变化，肥胖症的发生有明显增加的趋势。

第四节　肥胖症的诊断

一、肥胖症诊断常用方法

1. 理想体重的计算

理想体重即标准体重，是以身高为基础，推算出的相应体重值。理想体重的计算公式因儿童和成年人而异。

成年人的理想体重和肥胖度：

成年人理想体重（kg）＝身高（cm）－105

肥胖度（％）＝（实际体重－理想体重）×100％／理想体重

儿童的理想体重：

2 岁以上儿童的理想体重（kg）＝年龄×2＋8，身高在 150cm 以上者，按成年人理想体重计算。

2. 体重指数的计算

体重指数（BMI）是目前世界卫生组织推荐的应用最广泛的衡量超重或肥胖的指标。具体计算方法是：体重指数＝体重/身高的平方（式中的体重以 kg 表示，身高以 m 表示）。

例如，某人体重为 65kg，身高为 1.75m，那么可以用上述公式计算其体重指数。

体重指数 $= 65/1.75^2 = 21.2$

计算结果表明，其体重在正常范围内。

体重指数的优点是充分考虑了全身的状况，但缺点是未考虑肌肉和骨骼的影响。如运动员的肌肉比较发达，体重较重，体重指数较高，但此时不能视其为肥胖；相反，老年人的肌肉组织与脂肪组织相比，肌肉组织减少较多，此时体重指数较低，可能会低估其肥胖程度。因此，如条件允许应结合身体脂肪的测量以及腰围的测量来判断是否肥胖。

3. 腰围和臀围的测量

腰围是目前世界卫生组织推荐的衡量腹型肥胖最简单和实用的指标，它不仅可用于了解腹部脂肪堆积的程度，而且还是判断减重效果的良好指标。

（1）腰围测量：被测量人取垂直站立姿势，双足分开 25～30cm，使体重均匀分布，平稳呼吸，用一个没有弹性、最小刻度为 1mm 的软尺放在右侧腋中线胯骨上和第

12 肋下缘连线的中点（通常是腰部的天然最细部位），沿水平方向围绕腹部一周，紧贴而不压迫皮肤进行测量。

（2）臀围测量：测量完腰围后，将软尺下放进行臀围测量，通过测量臀部的最大周径而得到臀围值。

（3）计算腰臀围比值：腰围和臀围的比值是判断脂肪分布的标准，具体计算方法如下。

腰臀围比值 = 腰围（cm）/臀围（cm）

4. 身体脂肪的测量

临床中常采用生物电阻抗技术测量身体脂肪的含量。这是一种安全、非创伤、方便、经济的方法。其原理是根据脂肪组织的导电能力不及含电解质的肌肉组织这一特性，通过不同的电阻程度来计算出身体的脂肪含量（%），身体脂肪简称为体脂。

目前国外有学者推荐了更简易的计算公式来推算体脂含量。

男性体脂含量（%）= 1.2 × 体重指数 + 0.23 × 年龄（岁）- 16.2

女性体脂含量（%）= 1.2 × 体重指数 + 0.23 × 年龄（岁）- 5.4

例如，某男，身高 1.76m，实测体重为 92kg，42 岁，那么其体重指数和体脂含量分别计算如下：

体重指数 = $92/1.76^2$ = 29.7

体脂含量（%）= 1.2 × 29.7 + 0.23 × 42 - 16.2

　　　　　　　= 35.64 + 9.66 - 16.2

　　　　　　　= 29.1

计算结果表明，其体脂含量为 29.1%。根据体脂含量大于 25% 属于肥胖的标准，此男属于肥胖。当然，这里介绍的仅是体脂含量的计算方法，如何根据计算结果判断是否肥胖，将在"肥胖症的诊断"中予以介绍。

5. 内脏脂肪的测量

测量内脏脂肪有助于了解肥胖者腹腔内的脂肪含量，并可由此判断肥胖者患相关疾病的危险度。计算机断层法（CT 或磁共振成像）是最精确的方法，一般采用脐孔或第 4~5 腰椎间水平扫描，计算腹腔内脂肪的面积，大于 120cm^2 视为异常。但这种测量方法价格昂贵，不适合于临床推广。

B 超方法测量内脏脂肪虽在精确度上略低于 CT 或核磁共振成像，但方便、经济，不失为一种好方法。通常是同时测定皮下脂肪厚度（A）和内脏脂肪厚度（B），并进行比较。如果 B/A 大于 3.0，定义为腹型肥胖（即中心型肥胖）；如果 B/A 小于 3.0，定义为皮下型肥胖（即外周型肥胖）。

二、肥胖症的诊断

（一）根据体重指数诊断肥胖

1997 年，世界卫生组织首先发布了针对欧美成年人的肥胖诊断标准，但由于欧美成年人体型较大，这个标准并不适用于亚洲成年人。因此于 1999 年，世界卫生组织针对亚洲人体形的特点又发表了《亚洲成年人的肥胖诊断标准》。中国肥胖工作组汇总了我国年龄在 20~70 岁的 24 万人群的调查资料，根据中国人自己的体形特点和肥胖的危险程度，于 2003 年提出了中国成年人的肥胖诊断标准

（表 6 – 1、表 6 – 2）。

表 6 – 1　亚洲成年人肥胖诊断标准（1999 年）

分　类	体重指数（kg/m²）	相关疾病的危险性
体重过低	<18.5	低（但其他疾病危险性增加）
正常范围	18.5～22.9	平均水平
超重	≥23.0	上升
Ⅰ度肥胖	25.0～29.9	中等
Ⅱ度肥胖	≥30.0	严重

表 6 – 2　中国成年人的肥胖诊断标准（2003 年）

分　类	体重指数（kg/m²）	相关疾病的危险性
正常范围	18.5～23.9	平均水平
超重	24.0～27.9	增高
肥胖	≥28.0	严重增高

也就是说，根据中国人的肥胖标准，体重指数在 18.5～23.9 之间的人，即体重在正常范围的人，患与肥胖相关疾病的危险性不大；体重指数在 24.0～27.9 之间的人，即体重超重的人，患与肥胖相关疾病的危险性就增加了；而体重指数等于或高于 28.0 的肥胖者，其患与肥胖相关的疾病的危险性就非常高了。哪些疾病属于与肥胖相关的疾病，将在"肥胖的危害"中给予介绍。

（二）根据腰围诊断肥胖

不仅是脂肪含量，脂肪分布的特点也决定了肥胖的危险度。腹部脂肪越多，发生糖尿病、高血压、心脑血管疾病的危险就越大，因而死亡率也远高于正常人，正如人们所说的：“裤带越长，寿命越短”。腰围是常用的衡量腹部肥胖的指标，特别是对于那些体重指数虽然正常，但腹部脂肪多的人，腰围也可以作为独立诊断的指标。目前，世界卫生组织（WTO）及中国肥胖工作组分别建议了亚洲人和中国人根据腰围的肥胖诊断标准。

WHO 标准：男性≥90cm，女性≥80cm 为肥胖。

中国肥胖工作组标准：男性≥85cm，女性≥80cm 为肥胖。

（三）根据理想体重诊断肥胖

所谓根据理想体重诊断肥胖，即采用超过理想体重百分比来诊断肥胖和判断肥胖的程度。其方法如下。

正常范围　　　　　理想体重 ±10%
超　　重　　　　　超过理想体重 10%
肥　　胖　　　　　超过理想体重 20%
轻度肥胖　　　　　肥胖度 >20%，<30%
中度肥胖　　　　　肥胖度 >30%，<50%
重度肥胖　　　　　肥胖度 >50%

例如，某人身高为 173cm，实测体重为 84kg，那么其理想体重和肥胖度分别计算如下：

理想体重（kg）$= 173 - 105 = 68kg$

肥胖度 $= [(84 - 68) \div 68] \times 100\% = 23.5\%$

计算结果说明，其肥胖度大于 20%，所以此人属于轻度肥胖。

（四）儿童肥胖症诊断

儿童由于处在发育期，不同年龄、不同身高，或年龄虽然相当但身高不同的儿童，在体重上会有差别。所以，儿童肥胖的诊断是将儿童的体重与同年龄、同性别的健康儿童体重均值进行比较得出来的。儿童肥胖分为不同的级别，分别为超重、轻度肥胖、中度肥胖、重度肥胖和极度肥胖，其诊断依据分别为：

超　　重　　　　　体重≥均值＋10%

轻度肥胖　　　　　体重≥均值＋20%

中度肥胖　　　　　体重≥均值＋30%

重度肥胖　　　　　体重≥均值＋40%

极度肥胖　　　　　体重≥均值＋60%

例如，根据科学的调查，在上海地区 6～14 岁儿童中，身高为 130cm 的男性儿童正常体重均值是 27.8kg，如果一个儿童的实测体重为 35kg，肥胖度计算如下：

肥胖度 ＝ ［（35－27.8）÷27.8］×100% ＝26.0%

计算结果说明，其肥胖度大于 20%，所以，此儿童属于轻度肥胖。

（五）肥胖的特征分型

根据肥胖者脂肪蓄积的部位和程度，可将肥胖分为中心性肥胖和外周性肥胖两种类型。

中心性肥胖即腹型肥胖，其特点是脂肪主要堆积在腹部，四肢相对较细，人们形象地将其比喻为"苹果型肥胖"或"枣核样肥胖"。由于中心性肥胖男性比女性更为多见，因此又被称为"啤酒肚"或"将军肚"。从医学角度上看，中心性肥胖者的内脏脂肪明显增多，发生肥胖相关疾病的危险性更大。

外周性肥胖的特点是脂肪主要堆积在臀部和大腿，上半身相对较瘦，因此人们将其比喻为"梨形肥胖"。

外周性肥胖也是根据腰臀围比值来确定的，男性小于0.9，女性小于0.85，即可诊断为外周性肥胖。

根据肥胖的发病特点，可将肥胖分为单纯性肥胖和继发性肥胖。

单纯性肥胖的发生不是继发于某种疾病或某种药物，而是与不健康的生活方式、社会或心理因素等原因有关，并有一定遗传因素参与（家族中常有多人亦肥胖），这种肥胖被称之为单纯性肥胖，占肥胖症总人数的95%左右，是目前重点关注的疾病人群，治疗以减体重为主。诊断单纯性肥胖需在排除继发性肥胖的基础上进行。

由于某种疾病或某种药物引起的肥胖被称之为继发性肥胖，约占肥胖症的5%左右。此类肥胖的病因以内分泌疾病多见，例如下丘脑性肥胖、垂体前叶功能减退症肥胖、皮质醇增多症肥胖、胰岛细胞瘤肥胖等。另外，还有一些少见的遗传性疾病。

（六）继发性肥胖的诊断

继发性肥胖者虽然也有体内脂肪沉积过多的特点，但往往伴随着原发疾病的临床表现，治疗原则应当以治疗原发疾病为主，往往随着原发疾病的好转肥胖得以改善，如果忽略原发疾病的治疗而盲目减重，将有可能贻误病情。因此，肥胖者应该在医院就诊，由具有专业水平的医生来鉴别肥胖的病因，及早确诊是否为继发性肥胖。

1. 下丘脑性肥胖

下丘脑位于人脑的小脑附近，是调节人体内分泌活动的总司令部。它含有大量的神经内分泌细胞，分泌各种释放激素和抑制激素，调控垂体和各个内分泌腺体激素的分泌。下丘脑还对人体的水、电解质平衡、进食、体温和睡眠的调节起关键的作用。

有多种病因可以导致下丘脑疾病。最为常见的是继发于肿瘤、外伤、感染、脑代谢病、脑血管损害、药物等病因引起的下丘脑综合征。现介绍如下。

（1）下丘脑综合征的临床表现

1）内分泌功能紊乱：患者可以有一种或多种内分泌腺体的功能障碍，可以表现为功能亢进，也可以表现为功能减退。

2）神经系统功能紊乱：表现为意识、情感和行为异常，例如过度兴奋或抑郁、易激动、喜怒失常等。植物（自主）神经功能障碍表现为多汗或无汗。

3）睡眠紊乱：多数患者表现为发作性或持续性地嗜睡，少数患者产生严重失眠。

4）食欲异常：当病变累及饱食中枢时，如以兴奋为主，患者可因多食、贪食而肥胖；如以抑制为主，患者可厌食而消瘦。

5）体温调节障碍：多数患者持续发热、高热，一般退热药无效，少数患者体温过低。

6）原发病的表现：例如有外伤史，有肿瘤、感染、脑血管损害的相应表现等。

（2）下丘脑综合征患者发生肥胖的原因：下丘脑有负责管理食物摄入的饱食中枢和摄食中枢，在正常情况下，两个中枢处在动态平衡之中，以确保摄食行为的正常。当机体感觉饥饿时，摄食中枢会发出摄食命令，人就开始进食；当摄取食物达到一定量时，饱食中枢就会发出停止摄入的指令，人会产生饱胀感而停止进食。当下丘脑疾病损伤饱食中枢和摄食中枢后，这种动态平衡将被打破，患者如以饱食中枢兴奋为主，食欲将变得极为旺盛，特别喜欢吃食物，并且总是有饥饿感，最终导致体重增加，发生肥胖。

有研究发现，患有下丘脑综合征的患者，在下丘脑部位会产生一种降低新陈代谢的物质，使机体新陈代谢率降低，能量消耗减少，很容易发生肥胖。

（3）下丘脑性肥胖和单纯性肥胖的区别：下丘脑综合征引起的继发性肥胖多表现为食欲亢进，常伴有内分泌功能失调和神经功能失调，如多毛、性早熟或性功能减退、喜怒无常、幻觉、嗜睡或失眠、多汗或无汗等，单纯性肥胖者很少有这类表现。另外，下丘脑综合征的患者进行脑部 X 线或 CT 检查时常有异常改变，而单纯性肥胖者多为正常。

儿童时期由于性发育尚未开始，有时与单纯性肥胖很难鉴别，需多加注意。

2. 皮质醇增多症肥胖

肾上腺是人体重要的内分泌腺体之一，它位于肾脏的内上方，和肾脏一样，左右各一。肾上腺的结构分为皮质和髓质，皮质主要分泌盐皮质激素、糖皮质激素和少量的性激素，其中糖皮质激素对糖代谢、脂肪代谢和蛋白质代谢起着重要的生理作用。肾上腺髓质主要分泌一些血管活性物质，例如肾上腺素或去甲肾上腺素。

皮质醇增多症又称为库欣综合征，是由于机体糖皮质激素水平升高所致。主要的病因分为原发性和继发性，前者指肾上腺皮质本身的病变，例如肿瘤；后者指下丘脑或垂体前叶疾病过度地分泌促肾上腺皮质激素，引起肾上腺皮质增生；二者均可导致肾上腺皮质分泌糖皮质激素增多。另外，由于某种疾病长期过多地使用糖皮质激素类药物也会引起药源性皮质醇增多症。

（1）皮质醇增多症的临床表现

1）向心性肥胖：当糖皮质激素增多时，可以促进身体脂肪的重新分布，使脂肪向中心堆积。其特点是：脂肪主要堆积在患者的面部（由于面如满月，被形容为"满月脸"）、胸部、腹部、肩背部（由于肩背部明显增宽，被形容为"水牛背"）、颈部等处，四肢部位脂肪沉积较少甚至消瘦。

2）皮肤改变：当糖皮质激素增多时，蛋白质分解加速，皮肤变薄，毛细血管丰富，患者面部红润，呈现多血质貌。胸前、腹部、臀部和两大腿等部位常常会出现中间宽、两端细、色泽紫红的宽大紫纹。

3）代谢紊乱：由于糖代谢、脂肪代谢、蛋白质代谢、水电解质平衡发生紊乱，患者常伴有高血压、脂类代谢紊乱和高血糖等，并伴有骨质疏松，甚至骨折。

4）雄激素增多：由于雄激素同时分泌增多，可以出现毛发增多、变粗、分布异常等表现，女性尤甚。有些女性出现"男性化"表现，特点为口唇上方有小胡须；胸部出现浓密的体毛，阴毛可像男性一样发育延伸至腹部。这一临床症状在单纯性肥胖者极少出现。

（2）皮质醇增多症与单纯性肥胖的区别：皮质醇增多症多为向心性肥胖，其特点是"满月脸"、"水牛背"、躯干肥胖而四肢较细；并伴有多血质貌、皮肤紫纹；以上典型体征与单纯性肥胖者所发生的肥胖明显不同，鉴别起来并不困难。但在此病的早期，这一典型体征尚未出现之前，鉴别比较困难。另外，皮质醇增多症患者在进行头部、双侧肾上腺区的 CT、核磁共振或 B 超检查时，常会有异常发现，而单纯性肥胖者多为正常。

药源性皮质醇增多症患者的病史中，有长期服用糖皮质激素类药物（如强的松、地塞米松）的情况，而单纯性肥胖者的病史中则没有。

3. 甲状腺功能减退症肥胖

甲状腺是人体最大的内分泌腺体。它是由左右两叶和连接两叶的峡部组成，位于喉及气管的前下方。甲状腺分泌甲状腺素，调节机体基础代谢，可以促进机体的新陈代谢以及生长发育。

甲状腺功能减退症（简称甲减）是由于甲状腺激素合成、分泌减少，或生物效应不足导致的一组内分泌疾病，尤以女性多见。

造成甲减的病因有很多，90% 以上是由甲状腺本身的病变引起，被称为原发性甲减。例如甲状腺炎症、甲状腺手术切除或放射治疗后、缺碘、先天性甲状腺缺失或甲状腺激素合成障碍等。因下丘脑－垂体前叶疾病造成促甲状腺激素分泌减少，引起继发性甲减相对少见。

（1）甲状腺功能减退症的临床表现：甲减的表现因年龄而异。婴儿及儿童患甲减，有明显的生长发育障碍，并伴有严重的永久性缺陷，例如智力减退、听力差等。成年型甲减患者主要临床表现为黏液性水肿，并伴有表情淡漠、乏力、畏寒、少汗、记忆力减退、反应迟钝、动作缓慢、体温偏低等新陈代谢率降低的症状。

（2）甲状腺功能减退症患者发生"肥胖"的原因：主要与甲状腺激素减少或缺乏，造成新陈代谢率降低有关。患者脂肪分解减少，体重增加。另外，甲减时可因含黏蛋白的液体在患者皮肤、心肌、骨骼肌等组织内浸润，形成黏液性水肿，造成体重进一步增加，这时患者看上去显得非常臃肿。但这种体重增加并不是真正的脂肪组织增加，所以也不是真正的肥胖。

典型的甲状腺功能减退症肥胖与单纯性肥胖之间不难区别，但是某些老年患者甲减后病情发展缓慢，往往没有典型的甲减症状，而仅有"肥胖"的症状，有时容易和单纯性肥胖相混淆。

4. 胰岛素瘤肥胖

胰岛素瘤属于胰腺内分泌部分的肿瘤，在成年及青少年中并不少见，90%为良性肿瘤，10%为癌。

胰岛素瘤患者由于肿瘤组织不分时机地大量分泌胰岛素，破坏了机体正常的血糖调节机制，主要表现出低血糖的各种症状，如心悸、饥饿、出冷汗、手足颤抖、面色苍白、烦躁等交感神经兴奋症状。症状多发生在夜间、清晨空腹或延迟进餐、体力劳动后。有些患者在饥饿或空腹状态下出现精神、神经的异常，如癫痫样发作、暂时性意识障碍、精神错乱、幻听幻视、行为异常等。

胰岛素瘤患者发生肥胖的原因，主要与反复发作的低血糖症状有关，它常常导致患者频繁进食，尤其是甜食。单纯性肥胖者极少发生低血糖，血糖检查也在正常范围内，因此只要加以注意，两者的区别并不困难。

5. 多囊卵巢综合征肥胖

多囊卵巢综合征是一组以月经紊乱或闭经、雄激素水平增高、多毛、肥胖、不孕和双侧卵巢增大为主要临床特点的综合征，是育龄期妇女发生不排卵性不孕的主要原因。

多囊卵巢综合征病因比较复杂，涉及下丘脑、垂体、卵巢、肾上腺、胰腺等众多因素，确切原因尚不十分清楚。许多患者在出现多囊临床症状以前即有体重的快速增长，其增多的脂肪多集中分布于上身，尤以腹部和内脏较为明显，形成中心性肥胖；并常伴有胰岛素抵抗和高胰岛素血症，容易并发糖尿病、高血糖和心血管疾病。

在临床中，如遇到患者有月经量少、月经稀发、功能性子宫出血、闭经或不孕等妇科症状；并有多毛，表现在口唇上方、乳晕周围、脐下、腹正中线、大腿内侧及肛门周围有长毛，应高度警惕多囊卵巢综合征存在的可能。

6. 遗传性肥胖综合征（先天性肥胖）

遗传性疾病是指人的遗传物质（染色体和基因）发生了对人体有害的改变而引起的疾病，具有上代遗传下代的特点。由于大多数遗传性疾病一出生就已出现，又被称作先天性疾病。

伴随肥胖的先天性疾病，既具有遗传病的特征，又常常合并肥胖。这类病变并不常见，下面分别介绍几种综合征。

（1）性幼稚－色素性视网膜炎－多指（趾）畸形综合征：患者多有家族史，常合并肥胖、生殖器发育不良、智力迟钝及多指（趾）畸形等综合征症状。染色体检查大多异常。临床表现有：

1）脂肪多积聚于躯干及四肢近侧端，男性外形似女性，女性则格外臃肿。

2）一般生殖器官发育不良，男性阴茎小，有隐睾症或缺乏睾丸及精子；女性子宫小，无月经等。

3）眼科检查可发现视网膜色素变性。

4）在近小指（趾）一侧常发现小结节状增生物或完全的多余指（趾）。

该病的病因尚未明了，曾经认为可能与间脑、视丘下部和视网膜神经上皮变性有关，或为垂体前叶功能减退所致。但多数学者倾向于认为本病与遗传有关。近年来也有人认为本病与自身免疫有关。

（2）Astrom 综合征：本病是一种隐性遗传性疾病。其临床表现主要有：

1）患儿在婴儿期即出现肥胖。

2）由于视网膜病变导致视力减退，重者可致失明。

3）常伴有神经性耳聋。

4）可有多尿、蛋白尿及氨基酸尿，严重者可出现肾功能损害。

5）部分患儿伴有糖尿病或男性性腺功能低下。

（3）低肌张力 - 低智力 - 性功能减退 - 肥胖综合征：本病是罕见的儿童肥胖症之一。病因不明，可能与下丘脑功能减退有关，有遗传倾向，多见于男性，男女之比为5∶2。主要临床表现有：肥胖，肌张力低下，智力低下，性腺功能减退，身材矮，肢端小，面容奇特等症状。

（4）肥胖－多毛－额骨肥厚综合征：发病原因不明，部分病例与遗传有关。主要病理改变在颅骨，除有神经、血管、内分泌等系统的症状外，还常伴有精神症状。发病以成年女性多见，尤以60岁左右居多。临床表现有：

1）约半数患者呈现肥胖，以躯干及四肢近端较为明显。

2）常见女性男性化及多毛，但程度不一，亦有无此种表现者，大约76%的女性患者有月经紊乱。

3）多见头痛，特点为持续性或阵发性疼痛，轻重不一，位于前额、两颞侧或整个头部。

4）病情严重者可有失嗅、失听或失明等。

5）部分患者可有注意力不集中、记忆力减退、智力下降，甚至性格改变、焦虑、忧郁等精神、神经症状，还可有多饮、多尿、多食、嗜睡、黏液性水肿、多囊卵巢综合征等临床表现。

（5）Cohen综合征：患者在出生时即有异常，病因不明，父母近亲婚配容易患此病，可能有下丘脑和结缔组织的异常。主要表现为：

1）颅脑畸形，表现为小头、小眼、类先天愚型眼裂、斜眼、视力障碍、小颌等。

2）骨骼畸形，表现为四肢尖细、类似蜘蛛肢体、手指畸形、关节过度伸展、膝内翻、肌张力减退等。

3）智力低下伴肥胖，肥胖多发生在儿童中期，脑电图多有异常，染色体检查正常。

第五节　肥胖症的危害

一、生理危害

肥胖症患者往往有高血压、高血脂和葡萄糖耐量异常；肥胖是影响冠心病发病和死亡的一个独立危险因素。值得注意的是，中心性肥胖症患者要比全身性肥胖者具有更高的疾病危险，当体重指数只有轻度升高而腰围较大者，冠心病的患病率和死亡率就增加。肥胖症患者多在餐后较长时间内血脂持续在较高水平，富含甘油三酯的低密度脂蛋白（LDL）中的较小而致密的颗粒有直接致动脉粥样硬化的作用。防治超重和肥胖症的目的不仅在于控制体重本身，更重要的是肥胖与许多慢性病有关，控制肥胖症是减少慢性病发病率和病死率的一个关键因素。

1. 高血压

随着体重指数（BMI）的增加，收缩压和舒张压水平也增加。高血压病患者是指收缩压高于140mmHg或舒张压高于90mmHg（1mmHg＝0.133kPa），或需要用降压药才能将血压控制在接近正常水平（低于130/90mmHg）者。肥胖者的高血压患病率高。肥胖持续时间越长，尤其是女性，发生高血压的危险性越大。而控制饮食和增加运动使体重降低时，血容量、心排血量和交感神经活动均下降，血压也随之降低。

对我国24万人群的汇总分析显示，BMI≥24者的高血压患病率是BMI在24以下者的2.5倍，BMI≥28者的高血压患病率是BMI在24以下者的3.3倍。男性腰围达到或超过 85cm，女性腰围达到或超过 80cm，其高血压患病率是腰围正常者的 2.3 倍。一些减轻体重的试验表明，经减重治疗后，收缩压和舒张压也随平均体重的下降而降低，超重和肥胖引发高血压的机制可能与胰岛素抵抗代谢综合征有关。

2. 2 型糖尿病

体重超重、肥胖和腹部脂肪蓄积是 2 型糖尿病发病的重要危险因素。

我国 24 万人群数据的汇总分析显示，如以空腹血糖 ≥126mg/100ml 或餐后 2 小时血糖仍多于 200mg/100ml 者诊断为 2 型糖尿病患者，BMI≥24 者的 2 型糖尿病的患病率为 BMI 在 24 以下者的 2.0 倍，BMI≥28 者的 2 型糖尿病患病率为 BMI 在 24 以下者的 3.0 倍。男性和女性腰围分别为 ≥85cm 和 ≥80cm 时，糖尿病的患病率分别为腰围正常者的 2～2.5 倍。肥胖症患者的胰岛素受体数减少和受体缺陷，发生胰岛素抵抗（对胰岛素不敏感）现象和空腹胰岛素水平较高，影响到对葡萄糖的转运、利用和蛋白质合成。中心型脂肪分布比全身型脂肪分布的人患糖尿病的危险性更大；肥胖持续的时间越长，发生 2 型糖尿病的危险性越大。儿童青少年时期开始肥胖、18 岁后体重持续增加和腹部脂肪堆积者患 2 型糖尿病的危险性更大。

腰围超标、血清甘油三酯、低密度脂蛋白、胆固醇升高、高密度脂蛋白降低、血压升高和空腹血糖异常等高危险因素中，如出现多个因素聚集，即临床上定义的代谢综合征，有很强的致动脉粥样硬化作用。代谢综合征与胰岛素抵抗密切相关，肥胖、腰围超标和缺少体力活动是促进胰岛素抵抗进展的重要因素。

3. 血脂异常

我国 24 万人群数据的汇总分析显示，BMI≥24 者的血脂异常（甘油三酯＞200mg/100ml）检出率为 BMI 在 24 以下者的 2.5 倍，BMI≥28 者的血脂异常检出率为 BMI 在 24 以下者的 3.0 倍；腰围超标者，高甘油三酯血症的检出率为腰围正常者的 2.5 倍。BMI≥24 和≥28 者的高密度脂蛋白胆固醇降低（＜35mg/100ml）的检出率分别为 BMI 在 24 以下者的 1.8 倍和 2.1 倍；腰围超标者，高密度脂蛋白胆固醇降低的检出率为腰围正常者的 1.8 倍。

4. 冠心病和其他动脉粥样硬化性疾病

我国 10 个人群的前瞻性研究显示，体重指数增高是冠心病发病的独立危险因素，冠心病事件（指急性心肌梗塞、冠心病卒死和其他冠心病死亡）的发病率随体重指数的上升而增高。前述的高血压、糖尿病和血脂异常都是冠心病和其他动脉粥样硬化性疾病的重要危险因素，而超重和肥胖导致这些危险因素聚集，大大促进了动脉粥样硬化的形成。BMI≥24 和 BMI≥28 的个体，有 2 个及以上危险因素聚集者，动脉粥样硬化的患病率分别为 BMI 在 24 以下者的 2.2 倍和 2.8 倍。腰围超标危险因素聚集者的患病率为腰围正常者的 2.1 倍，表明超重、肥胖是促进动脉粥样硬化的重要因素之一。

5. 脑卒中

我国脑卒中的发病率较高，对 10 种人群的前瞻性分析表明，肥胖者缺血型卒中发病的相对危险度为 2.2。脑动脉粥样硬化是缺血型卒中的病理基础，其发病危险因素与冠心病很相似，超重肥胖导致的危险因素聚集，是导致缺血型卒中发病率增高的原因之一。

6. 某些癌症

与内分泌有关的癌症（例如妇女绝经后的乳腺癌、子宫内膜癌、卵巢癌、宫颈癌，男性的前列腺癌）及某些消化系统癌症（例如结肠癌、直肠癌、胆囊癌、胰腺癌和肝癌）的发病率与超重和肥胖存在正相关，但究竟是促进体重增长的膳食成分（如脂肪）还是肥胖本身与癌症的关系更为重要，值得进一步研究。

7. 睡眠呼吸暂停综合征

肥胖引起睡眠中呼吸暂停，多是由于在脖颈、胸部、腹部和横膈部位的脂肪堆积过多，使胸壁的运动受阻，在躺下时上呼吸道变窄和气流不通畅引起呼吸困难，因血液二氧化碳浓度过高和血氧低可抑制呼吸中枢，出现暂时窒息现象。如伴有严重呼吸道疾病，则容易产生肺动脉高压、心脏扩大和心力衰竭等。

8. 内分泌及代谢紊乱

脂肪细胞不仅仅储存脂肪，还具有内分泌功能，同时也是许多激素作用的靶器官。肥胖者血浆中胰岛素明显高于正常水平，并经常存在胰岛素抵抗，中心性肥胖患者的激素水平改变更大。肥胖者血循环中的性激素平衡被破坏，尤其是腹部脂肪过多的女性常有排卵异常、雄激素过多，往往伴有生殖功能障碍，有的中度肥胖妇女发生多囊卵巢综合征。经常参加体力活动可通过减轻体重而提高机体对胰岛素的敏感性。

9. 胆囊疾病和脂肪肝

肥胖者胆结石的患病率是非肥胖者的 4 倍，腹部脂肪堆积者的危险性更大，肥胖患者的胆汁中胆固醇过高及其胆囊活动减少，可能是形成胆结石的原因。胆结石患者的胆囊感染率增加，容易引起胆绞痛和急性胰腺炎。腹部脂肪比较容易分解，并由门静脉进入肝脏。肥胖常常是非酒精性脂肪肝的危险因素，有报道经 B 超检查 200 名体重超重（BMI≥24）者中伴脂肪肝者达 41.5%；而 574 名非超重者的脂肪肝检出率为 11.3%。另有一些报道指出，重度肥胖者检出脂肪肝、肝纤维化、炎症和肝硬化者较多；肥胖合并有血糖耐量异常或糖尿病患者的脂肪肝更为严重。

10. *骨关节病和痛风*

临床上常观察到肥胖者中膝关节疼痛和负重关节的骨关节病较多。肥胖者痛风的发生率较高与高尿酸血症直接相关，痛风性关节炎是在关节内由于尿酸盐形成的痛风石反复发作引起的急性炎症。但体重增加与尿酸水平上升的关系还不太清楚，可能与肥胖引起的代谢变化（内源性核酸分解代谢产生嘌呤并合成尿酸较多）和饮食因素（摄入含较多嘌呤的动物性食品）有关。

二、心理影响

肥胖对人的心理也有不良影响，一方面来自肥胖疾病本身，另一方面来自人们对肥胖者和肥胖的认识不足。有研究表明，肥胖儿童的阅读能力、反应速度及大脑工作能力（认知能力和反应能力）均有下降。公众和舆论对肥胖的不恰当认识也对肥胖者的心理造成不良影响。另外，由于现在的时尚是以瘦为美，肥胖者（尤其是女性）易产生自卑心理。

第七章　脂肪的结构与生理

第一节　脂肪解剖结构

正常成年人脂肪组织由脂肪细胞和周围基质成分构成。成人脂肪组织呈黄色，脂肪细胞呈圆形或多边形，胞质中有脂滴，胞核和少量胞质被挤在细胞一侧，呈半月形窄缘，在用 HE 染色的标本上，脂滴溶解呈空泡，这种脂肪细胞称单胞脂肪细胞，有一定程度的增生。多个脂肪细胞被纤维组织隔包裹为脂肪小叶，纤维隔起支持和间隔脂肪小叶的作用。在某些部位脂肪组织被皮下筋膜包裹分隔为深浅两层。位于真皮与浅筋膜之间为浅层脂肪，位于浅筋膜与肌膜或骨膜之间为深层脂肪。

浅层脂肪：浅层脂肪被包裹在由结缔组织形成的纤维隔内，存在于身体的所有部位，根据个体差异或部位的不同，皮下脂肪可占人体体重的 8% ~ 10%，胖人则更多。浅层脂肪厚度一般为 1cm，但也可增到几个厘米，在浅层脂肪内存在有较多的血管和淋巴管。

深层脂肪：正常情况下深层脂肪可达到几个厘米，在饥饿状态下其对抗分解的能力比浅层脂肪要强。深层脂肪存在于某些特定的部位，如下腹部、腰部、股外侧和膝内侧等部位。深层脂肪的组织结构较疏松，仅含有少量的血管。正常情况下，人体脂肪细胞的数目是一定的，但在过度肥胖人群中，脂肪细胞可以产生增殖现象，细胞数目可以增加。

第二节　脂肪的生理

人类皮下脂肪组织根据其生理特征分为两种类型：①代谢性脂肪组织，即浅层脂肪组织，其容易合成、储存和分解；②静止性脂肪组织，即深层脂肪组织，容易合成，但不易分解。浅层脂肪存在于全身各个部位，其厚度随部位而异，属于代谢性脂肪，随体重变化而改变；深层脂肪位于浅深筋膜之间，仅在身体的部分部位存在，被纤维隔水平分隔，属于静止性脂肪，与遗传相关，容易获得而不易去除。

脂肪的主要生理作用包括：

（1）氧化供能。脂肪是生物体所需能量的来源之一。1g 脂肪在体内彻底氧化约产生 37.7kJ 的能量，比氧化 1g 糖或蛋白质所产生的 17kJ 能量多一倍以上。

（2）储存能量。当生物体营养状况好，且活动量少，即当生物体的能量收入大于支出时，生物体可将糖和氨基酸等营养物质转变为脂肪而储存于皮下、大网膜、肠系膜等处的脂肪组织中。

脂肪储能的优越性：①储存量大，储存量可高达 10 余公斤，可占体重的 10%～20%。②单位重量的脂肪所占的体积小。因脂肪是疏水物质，储存时很少与水结合，每储存 1g 脂肪仅占 1.2ml 体积，而储存 1g 糖原所占体积是其4倍。③单位重量的脂肪产能多，所以脂肪是理想的储能物质。

（3）提供必需脂肪酸。食物脂肪还提供了必需脂肪酸，如亚油酸、亚麻酸、花生四烯酸等不饱和脂肪酸。必需脂肪酸主要用于磷脂的合成，是所有细胞结构的重要组成部分，可保持皮肤微血管正常通透性，以及对精子形成、前列腺素的合成方面均起到重要作用。

（4）调节体温和保护内脏器官。贮存在皮下的脂肪，因脂肪不易导热，可防止热量的散发，从而保持体温；贮存在大网膜、肾脏等重要器官周围的脂肪，可使其免受震动和机械损伤，保护内脏器官。

脂肪是室温下呈固态的油脂，它是由碳、氢、氧三种元素组成的。相比于碳水化合物，脂肪所含的碳、氢比例比较大，而氧的比例比较小，其发热量比碳水化合物高。同样重量的脂肪和肌肉做体积对比，脂肪体积是肌肉体积的4倍。所以，同样重量的两个人，肥胖的人会看起来体积庞大，而浑身肌肉的人看上去非常苗条。因为相比于肌肉，脂肪的密度要低很多，单位重量脂肪的体积要比肌肉大很多。脂肪过多还可能引起内分泌失调、抑郁、导致心血管疾病或2型糖尿病等。

第三节　脂肪的分布

人体脂肪的分布不仅仅为皮下组织，皮下组织内含有适量的脂肪，以保持体态的丰满，女性腰臀部、股前部皮下脂肪组织发达，男性颈部、三角肌、肱三头肌区、腰骶区较为发达。在眼睑、耳部、胫骨前、踝部、阴部、阴茎无或很少有皮下脂肪组织。此外，内脏周围及腹腔大网膜亦是脂肪贮存的重要场所，内脏周围有适量的脂肪可以支持保护内脏。

就普通人而言，腹部比其他部位更容易囤积脂肪，饮食偏嗜与运动不足都会造成腹部脂肪的堆积，这也是许多办公室女性腹部不易减肥的原因。此外，女性臀部与大腿部由于雌激素的影响，也较易堆积脂肪，除锻炼与饮食对脂肪积累产生影响外，正确的姿势亦产生重要的作用，所以想要保持较好身材的人，无论是站还是坐，都要时刻提醒自己保持正确的站姿或坐姿。优美而典雅的造型，是优雅举止的基础。男士要求"站如松"，刚毅洒脱，女士则应秀雅优美，亭亭玉立。标准的站姿或坐姿除头部正直、肩部放松、双臂自然下垂外，躯干部要保持挺直，挺胸，收腹，立腰，这是坐和立的基本要点，也是减肥的关键；保持腹肌的收缩，不要让腹肌处于放松状态，放松的腹部会更加容易囤积脂肪。

第四节　脂肪的代谢

脂肪的分解代谢是对生物体（特别是动物）提供能量的重要措施。当机体需要时，脂肪细胞中储存的甘油三酯经一系列脂肪酶催化，逐步水解、分化出甘油和游离脂肪酸，运送到全身各组织以供利用，此过程称为脂肪动员。在脂肪动员过程中，甘油三酯脂肪酶为脂肪动员的限速酶，因受多种激素调节，故又被称为激素敏感性脂肪酶。

胰岛素、前列腺素可以抑制其活性，称为抗脂解激素；胰高血糖素、肾上腺素、促肾上腺皮质激素及甲状腺素等促进其活性，称为脂解激素。

脂肪经酶水解成甘油和脂肪酸后，甘油按照糖代谢途径进行代谢，脂肪酸按照 β - 氧化过程分解，生成乙酰辅酶 A，进入三羧酸循环，最终成为水和二氧化碳。在此过程中释放的能量，主要以三磷酸腺苷（ATP）的形式贮存在体内。

通常，我们往往把肥胖与体重联系起来，认为肥胖即是体重过重，其实这种观念并不可取，体重受很多因素的影响，水分含量、身体状态、骨骼大小、肌肉比重等，都会影响到体重的多少，但是却不能确切地反映身材的胖瘦。肥胖并非单指体重过高，而是指异常或过量脂肪积累。衡量自己是否肥胖，可以测量脂肪组织在身体中所占的比例，也就是脂肪率。测量脂肪率比单纯的只测量体重更能反映我们身体的脂肪水平，即肥胖程度。脂肪率可以通过专门的健康秤或者其他方法测量。从目前的测量技术来看，主要是使用生物电阻法。其原理是肌肉内含有较多血液等水分，可以导电，而脂肪是不导电的。因此可以通过微小电流通过身体来计算电阻，并由此测量出脂肪率。我们在减肥的时候，以脂肪率作为我们的另一个指标，比单纯的以体重作为唯一的标准更能反映我们的减肥效果和减肥的方向是否正确。

如果你认为测定脂肪率过于专业，那我们可以通过下面这个小测试大概推算出脂肪率的多少。

（1）现在比 18 岁时的体重重了 5kg 以上。

（2）吃饭快，一下扫光餐盘中所有的东西。

（3）体重没变，但肌肉却越来越松弛了。

（4）嘴总是吃个不停，随手总能找到零食。

（5）爱吃油炸食物。

（6）腰围除以臀围的比例大于 0.77。

（7）即使是从一楼到二楼也得搭乘电梯。

（8）总是不断地减肥，又不断地反弹。

结果：

A. 6 个以上是肯定答案的话，说明身体的脂肪率在 30% 以上。体内已经囤积了多余的脂肪，再不采取行动的话，就会越来越胖。脂肪率超过 30% 算是肥胖，不仅外表看起来臃肿，也容易患各种疾病。危险指数：8。

B. 若 3 ~ 5 个是肯定回答，体内脂肪率在 25% ~ 30% 之间。看起来虽然不胖，但很结实。这可能也说明正一步步向肥胖靠近，赶快改变饮食方式与生活习惯，并开始做运动。危险指数：5。

C. 肯定答案在两个以下，脂肪率在 25% 以下。虽然目前仍很苗条，但保持好的饮食方式和生活习惯是保持良好身材的最佳途径。危险指数：2。

必须要记住的是，每一个减肥中的行为，都是为了减少脂肪，而不是减少体重。所以一些行为，比如减少水分，或者减少肌肉组织，都是有违我们的目标，甚至是有碍于我们减肥的。

第八章 按摩减肥概述

第一节 按摩减肥的特点

按摩减肥是以祖国医学的脏腑经络学说为理论依据，应用各种推拿按摩手法，作用于被按摩者身体的某一穴位或部位，通过经络的传感，引起大脑皮层对全身机能的调整，以促进新陈代谢，使人体各系统、器官处于良好的功能状态，从而达到减肥的目的。其具有以下特点：

1. 简便经济，易于掌握

按摩减肥的最主要特点是不需吃药、打针、手术，不受任何医疗设备条件和设施的限制，仅凭借按摩师的一双手，施行各种推拿按摩手法。只要选穴得当，手法适宜，操作熟练，就能发挥调整人体生理功能的作用，起到减肥的效果。相对而言，比较经济实惠。按摩减肥手法操作简单，好学易懂，只要掌握推拿按摩的基本常识、手法要领和力度，经常练习操作，就能运用自如。

2. 施治安全，适应面广

按摩减肥是一种无创性、非药物疗法。在推拿按摩操作过程中，只要手法运用适宜，穴位选用得当，操作认真细致，一般没有不良反应。现代研究表明：推拿按摩之所以能够减肥，是由于在按摩手法的作用下，机体内会发生一个从外周到中枢的良性效应，其疗效往往超过药物治疗，且安全可靠、作用持久、无副作用，男女老少都能接受，适应范围较为广泛。

3. 标本兼治，效果显著

按摩减肥以祖国医学的脏腑、经络学说为理论依据，通过按摩师的各种按摩手法，调整体内五脏六腑的功能，促进新陈代谢。它融保健与减肥于一体，相辅相成，从而起到有病治病、未病先防、增强体质、焕发精神、美体减肥等作用。

第二节　按摩减肥的作用机理

按摩是一种具有古老历史的防病、治病的方法，它是用手或肢体的其他部分，通过搓、摩、推、拿等方法达到治疗的效果。

现代科学研究证明，按摩能有效地促进减肥，是一种没有副作用的减肥方法。按摩可以改变肥胖者的物质代谢，增加他们体内的乳酸脱氧酶活力，加速糖分解代谢，从而一方面减缓葡萄糖转变为脂肪的速度，另一方面可以加速脂肪的分解。其次，按摩可以改善单纯性肥胖者交感神经功能低下，而副交感神经功能亢进的矛盾状态，提高交感神经的兴奋性，提高总的耗氧量，还能促进肝糖原和脂肪的分解，减少脂肪的沉积，从而实现减肥的目的。按摩能通过疏通经络、理顺气血、调整内脏平衡的方法抑制食欲，减少热量摄入，从而达到减肥的效果。

第三节　按摩减肥的适应证与禁忌证

1. 适应证

（1）腹部局部肥胖：由于腹部是脾经、胃经及肝肾经所过之处，因此以调节为主的按摩减肥方法，对腹部的减肥效果最显著。

（2）单纯性肥胖：肥胖一般有单纯性肥胖和继发性肥胖之分。单纯性肥胖即是纯粹摄入过多，代谢过少而引发的肥胖，是可以通过按摩进行减肥的。继发性肥胖是由某些疾病引起的肥胖，需要通过对疾病本身进行治疗后，根治了肥胖的源头，再配合按摩术，才能真正减肥。

（3）软脂肪块部位：相对于硬脂肪块来说，按摩减肥更适合减少软脂肪块。脂肪的软硬，通过触摸便可得知。专家认为，硬脂肪块多是自小形成且脂肪细胞数量较多，软脂肪块多由脂肪细胞体积增大而形成；单纯的按摩减肥是无法减少脂肪细胞数量的，因此按摩减肥对硬脂肪块作用不大，软脂肪块则是每个脂肪细胞的体积增大，对此进行的按摩减肥效果又好又快。

2. 禁忌证

为了避免不必要的医疗事故发生，或延误患者的治疗，下列病证应当禁用或慎用按摩。

（1）严重出血性疾病（急、慢性），如呕血、便血、尿血、咯血、脑出血、崩漏等各种出血症。

（2）妇女妊娠期应禁用，月经期、月经过多应慎用。

（3）急性心肌梗死患者。急性心肌梗死4个月内或4

个月后仍有心力衰竭者禁忌做按摩减肥。

（4）严重的心、肝、肺、肾功能衰竭等。

（5）有活动性结核性疾病，如肺结核活动期等；或者梅毒、脑血管病的昏迷期，以及长时间服用激素和极度疲劳者。

（6）某些急诊疾病，如急性腹膜炎、宫外孕等，以及某些传染性疾病，如流脑、乙脑急性期等。

（7）手术后两周内不能做按摩减肥，必须待伤口愈合后再做。

（8）一切危重疾病。

第四节　按摩减肥的注意事项

美体减肥按摩注意事项：

（1）进行按摩操作时，应先轻后重，由浅入深，由慢到快，结束前应施以局部放松按摩。

（2）要柔中带刚，力达深层；速度适中，不紧不慢；动作连贯，富有韵律和节奏。同时，按摩力度要根据受术者体质、部位及耐受力等不同情况而灵活变化，速度不要时慢时快，压力不要时轻时重，动作衔接变化要自然。

（3）在进行经穴按摩操作过程中，术者要注意力集中，不与受术者闲聊，确保经络和腧穴定位准确。

（4）严重心、脑、肺疾患者或极度衰弱者，局部有严重皮肤损伤及皮肤病的患者，如湿疹、癣、脓肿、皮肤冻伤、烫伤等，有出血倾向和血液病患者等，不适合推拿按摩。

（5）妊娠3个月以上的孕妇，其腹部、腰部及肩井、合谷、三阴交等穴不宜施以按摩，以防引起流产。

（6）过饥、过饱、疲劳时及激烈运动之后，不宜按摩。

（7）术者的双手要保持清洁和温暖，勿戴戒指，指甲要经常修剪。

（8）按摩前后忌喝凉水，因为按摩后全身血液与组织都处于活跃状态，如果饮用凉水会影响气血循环，使膏脂痰湿不易化解，影响减肥效果。

第九章　减肥按摩常用穴位和手法

第一节　常用穴位

1. 肺经

中府

【定位】在胸外侧部，云门下1寸，平第一肋间隙处，距前正中线6寸。

【主治】咳嗽，气喘，肺胀满，胸痛，肩背痛。

尺泽

【定位】在肘横纹中，肱二头肌腱桡侧凹陷处。

【主治】咳嗽，气喘，咳血，潮热，胸部胀满，咽喉肿痛，小儿惊风，吐泻，肘臂挛痛。

孔最

【定位】在前臂掌面桡侧，当尺泽与太渊连线上，腕横纹上7寸处。

【主治】咳嗽，气喘，咳血，咽喉肿痛，肘臂挛痛，痔疾。

列缺

【定位】在前臂桡侧缘，桡骨茎突上方，腕横纹上1.5寸，当肱桡肌与拇长展肌腱之间。

【简便取穴法】两手虎口自然伸直交叉，一手食指按在另一手桡骨茎突上，食指尖下凹陷中。

【主治】伤风，头痛项强，咳嗽气喘，咽喉肿痛，口眼歪斜，齿痛。

太渊

【定位】在腕掌侧横纹桡侧，桡动脉搏动处。

【主治】咳嗽，气喘，咳血，胸痛，咽喉肿痛，腕臂痛，无脉症。

2. 大肠经

商阳

【定位】在手食指末节桡侧，距指甲角0.1寸。

【主治】耳聋，齿痛，咽喉肿痛，颌肿，青盲，手指麻木，热病，昏迷。

三间

【定位】微握拳，在手食指本节（第2掌指关节）后，桡侧凹陷处。

【主治】咽喉肿痛，牙痛，腹胀，眼痛，腹泻，肠鸣等。

合谷

【定位】在手背，第1、2掌骨间，当第2掌骨桡侧的中点处。

【主治】头痛，目赤肿痛，鼻衄，齿痛，牙关紧闭，口眼歪斜，耳聋，疟腮，咽喉肿痛，热病无汗，多汗，腹痛，便秘，经闭，滞产。

阳溪

【定位】在腕背横纹桡侧，手拇指向上翘时，当拇短伸肌腱与拇长伸肌腱之间的凹陷中。

【主治】头痛，目赤肿痛，耳聋，耳鸣，齿痛，咽喉肿痛，手腕痛。

偏历

【定位】屈肘，在前臂背面桡侧，阳溪与曲池连线上，腕横纹上 3 寸处。

【主治】目赤，耳鸣，喉痛，手臂酸痛，水肿。

温溜

【定位】屈肘，在前臂背面桡侧，当阳溪与曲池连线上，腕横纹上 5 寸处。

【主治】头痛，面肿，咽喉肿痛，疔疮，肩背酸痛，肠鸣腹痛。

手三里

【定位】在前臂背面桡侧，当阳溪与曲池连线上，肘横纹下 2 寸处。

【主治】齿痛颊肿，上肢麻痹，半身不遂，腹痛，腹泻。

曲池

【定位】在肘横纹外侧端，屈肘，当尺泽与肱骨外上髁连线中点。

【主治】咽喉肿痛，齿痛，目赤痛，瘰疬，瘾疹，热病，上肢不遂，手臂肿痛，腹痛吐泻，高血压，癫狂。

臂臑

【定位】在臂外侧，三角肌止点处，当曲池与肩髃连线上，曲池上 7 寸处。

【主治】肩臂痛，颈项拘挛，瘰疬，目疾。

肩髃

【定位】在臂外侧，三角肌处，上臂外展，或向前平伸时，当肩峰前下方凹陷处。

【主治】肩臂挛痛不遂，瘾疹，瘰疬。

迎香

【定位】在鼻翼外缘中点旁，当鼻唇沟中间。

【主治】鼻塞，鼽衄，口歪，面痒，胆道蛔虫症。

3. 胃经

承泣

【定位】在面部，瞳孔直下，当眼球与眶下缘之间。

【主治】目赤肿痛，流泪，夜盲，眼睑瞤动，口眼歪斜。

地仓

【定位】在面部，口角外侧，向上直对瞳孔。

【主治】口歪，流涎，眼睑瞤动。

颊车

【定位】在面颊部，下颌角前上方约1横指，当咀嚼时咬肌隆起的最高点处。

【主治】口歪，齿痛，颊肿，口噤不语。

下关

【定位】在面部耳前方，当颧弓与下颌切迹所形成的凹陷中。

【主治】耳聋，耳鸣，聤耳，齿痛，口噤，口眼歪斜。

梁门

【定位】在上腹部，当脐中上4寸，距前正中线2寸。

【主治】胃痛，呕吐，食欲不振，腹胀，泄泻。

天枢

【定位】在腹中部，平脐中，距脐中2寸。

【主治】腹胀肠鸣，绕脐痛，便秘，泄泻，痢疾，月经不调。

梁丘

【定位】屈膝，大腿前面，当髂前上棘与髌底外侧端的连线上，髌底上 2 寸。

【主治】膝肿痛，下肢不遂，胃痛，乳痈。

足三里

【定位】在小腿前外侧，当犊鼻下 3 寸，距胫骨前缘一横指（中指）。

【主治】胃痛，呕吐，噎膈，腹胀，泄泻，痢疾，便秘，乳痈，肠痈，下肢痹痛，水肿，癫狂，脚气，虚劳羸瘦。

上巨虚

【定位】在小腿前外侧，当犊鼻下 6 寸，距胫骨前缘一横指。

【主治】肠鸣，腹痛，泄泻，便秘，肠痈，下肢痿痹，脚气。

丰隆

【定位】在小腿前外侧，当外踝尖上 8 寸，条口外，距胫骨前缘二横指（中指）。

【主治】头痛，眩晕，痰多咳嗽，呕吐，便秘，水肿，癫狂痫，下肢痿痹。

4. 脾经

隐白

【定位】在足大趾末节内侧，距趾甲角 0.1 寸。

【主治】腹胀，便血，尿血，月经过多，崩漏，癫狂，多梦，惊风。

太白

【定位】在足内侧缘，当足大趾本节（第1跖骨关节）后下方赤白肉际凹陷处。

【主治】胃痛，腹胀，肠鸣，泄泻，便秘，痔漏，脚气，体重节痛。

公孙

【定位】在足内侧缘，当第一跖骨基底部的前下方。

【主治】胃痛，呕吐，腹痛，泄泻，痢疾。

三阴交

【定位】在小腿内侧，当足内踝尖上3寸，胫骨内侧缘后方。

【主治】肠鸣腹胀，泄泻，月经不调，带下，阴挺，不孕，滞产，遗精，阳痿，遗尿，疝气，失眠，下肢痿痹，脚气。

阴陵泉

【定位】在小腿内侧，当胫骨内侧踝后下方凹陷处。

【主治】腹胀，泄泻，水肿，黄疸，小便不利或失禁，膝痛。

血海

【定位】屈膝，在大腿内侧，髌底内侧端上2寸，当股四头肌内侧头的隆起处。

【简便取穴法】患者屈膝，医者以左手掌心按于患者右膝髌骨上缘，二至五指向上伸直，拇指约呈45°度斜置，拇指尖下是穴。对侧取法仿此。

【主治】月经不调，崩漏，经闭，瘾疹，湿疹，丹毒。

大包

【定位】在侧胸部，腋中线上，当第6肋间隙处。

【主治】气喘，胸胁病，全身疼痛，四肢无力。

5. 心经

少海

【定位】屈肘，当肘横纹内侧端与肱骨内上髁连线的中点处。

【主治】心痛，肘臂挛痛，瘰疬，头项痛，腋胁痛。

通里

【定位】在前臂掌侧，当尺侧腕屈肌腱的桡侧缘，腕横纹上1寸。

【主治】心悸，怔忡，暴喑，舌强不语，腕臂痛。

神门

【定位】在腕部，腕掌侧横纹尺侧端，尺侧腕屈肌腱的桡侧凹陷处。

【主治】心病，心烦，惊悸，怔忡，健忘，失眠，癫狂痫，胸胁痛。

6. 小肠经

少泽

【定位】在小指末节尺侧，距指甲角0.1寸。

【主治】头痛，目翳，咽喉肿痛，乳痈，乳汁少，昏迷，热病。

后溪

【定位】在手掌尺侧，微握拳，当小指本节（第5指掌关节）后的远侧掌横纹头赤白肉际处。

【主治】头项强痛，目赤，耳聋，咽喉肿痛，腰背痛，癫狂痫，疟疾，手指及肘臂挛痛。

腕骨

【定位】在手掌尺侧，当第 5 掌骨基底与钩状骨之间的凹陷处，赤白肉际。

【主治】头项强痛，耳鸣，目翳，黄疸，热病，疟疾，指挛腕痛。

养老

【定位】在前臂背面尺侧，当尺骨小头近端桡侧凹陷中。

【主治】目视不明，肩、背、肘、臂酸痛。

小海

【定位】在肘内侧，当尺骨鹰嘴与肱骨内上髁之间凹陷处。

【主治】肘臂疼痛，癫痫。

颧髎

【定位】在面部，当目外眦直下，颧骨下缘凹陷处。

【主治】口眼歪斜，眼睑𥆧动，齿痛，颊肿。

听宫

【定位】在面部，耳屏前，下颌骨髁状突的后方，张口时呈凹陷处。

【主治】耳鸣，耳聋，聤耳，齿痛，癫狂痫。

7. 膀胱经

睛明

【定位】在面部，目内眦角稍上方0.1寸凹陷处。

【主治】目赤肿痛，流泪，视物不明，目眩，近视，夜盲，色盲。

肺俞

【定位】在背部，当第 3 胸椎棘突下，旁开 1.5 寸。

【主治】咳嗽，气喘，吐血，骨蒸，潮热，盗汗，鼻塞。

厥阴俞

【定位】在背部，当第 4 胸椎棘突下，旁开 1.5 寸。

【主治】咳嗽，心痛，胸闷，呕吐。

心俞

【定位】在背部，当第 5 胸椎棘突下，旁开 1.5 寸。

【主治】心痛，惊悸，咳嗽，吐血，失眠，健忘，盗汗，梦遗，癫痫。

膈俞

【定位】在背部，当第 7 胸椎棘突下，旁开 1.5 寸。

【主治】呕吐，呃逆，气喘，咳嗽，吐血，潮热，盗汗。

肝俞

【定位】在背部，当第 9 胸椎棘突下，旁开 1.5 寸。

【主治】黄疸，胁痛，吐血，目赤，目眩，雀目，癫狂痫，脊背痛。

胆俞

【定位】在背部，当第 10 胸椎棘突下，旁开 1.5 寸。

【主治】黄疸，口苦，胁痛，肺痨，潮热。

脾俞

【定位】在背部，当第 11 胸椎棘突下，旁开 1.5 寸。

【主治】腹胀，黄疸，呕吐，泄泻，痢疾，便血，水肿，背痛。

胃俞

【定位】在背部，当第12胸椎棘突下，旁开1.5寸。

【主治】胸胁痛，胃脘痛，呕吐，腹胀，肠鸣。

三焦俞

【定位】在腰部，当第1腰椎棘突下，旁开1.5寸。

【主治】肠鸣，腹胀，呕吐，泄泻，痢疾，水肿，腰背强痛。

肾俞

【定位】在腰部，当第2腰椎棘突下，旁开1.5寸。

【主治】遗尿，遗精，阳痿，月经不调，白带，水肿，耳鸣耳聋，腰痛。

委阳

【定位】在腘横纹外侧端，当股二头肌腱的内侧。

【主治】腹满，小便不利，腰脊强痛，腿足挛痛。

委中

【定位】在腘横纹中点，当股二头肌腱与半腱肌肌腱的中间。

【主治】腰痛，下肢痿痹，腹痛吐泻，小便不利，遗尿，丹毒。

志室

【定位】在腰部，当第2腰椎棘突下，旁开3寸。

【主治】遗精，阳痿，小便不利，水肿，腰脊强痛。

昆仑

【定位】在足部外踝后方，当外踝尖与跟腱之间的凹陷处。

【主治】头痛，项强，目眩，癫痫，难产，腰骶疼痛，脚跟肿痛。

申脉

【定位】在足外侧部，外踝尖直下方凹陷中。

【主治】头痛，眩晕，癫狂痫，腰腿酸痛，目赤肿痛，失眠。

至阴

【定位】在足小趾末节外侧，距趾甲角0.1寸。

【主治】头痛，目痛，鼻塞，鼻衄，胎位不正，难产。

8. 肾经

涌泉

【定位】足趾跖屈时足前部凹陷处，约当第2、3趾趾缝纹头端与足跟连线的前1/3与后2/3交点上。

【主治】头顶痛，头晕，眼花，咽喉痛，舌干，失音，小便不利，大便难，小儿惊风，足心热，癫疾，霍乱转筋，昏厥。

大钟

【定位】在足内侧，内踝下方，当跟腱附着部的内侧前方凹陷处。

【主治】咳血，气喘，腰脊强痛，痴呆，嗜卧，足跟痛，二便不利，月经不调。

水泉

【定位】在足内侧，内踝后下方，当太溪直下1寸，跟骨结节的内侧凹陷处。

【主治】月经不调，痛经，阴挺，小便不利，目昏花，腹痛。

复溜

【定位】 在小腿内侧，太溪直上 2 寸，跟腱的前方。

【主治】 泄泻，肠鸣，水肿，腹胀，腿肿，足痿，盗汗，脉微细时无，身热无汗，腰脊强痛。

阴谷

【定位】 在腘窝内侧，屈膝时，当半腱肌肌腱与半膜肌肌腱之间。

【主治】 阳痿，疝痛，月经不调，崩漏，小便难，阴中痛，癫狂，膝股内侧痛。

太溪

【定位】 在足内侧，内踝后方，当内踝尖与跟腱之间的凹陷处。

【主治】 头痛目眩，咽喉肿痛，齿痛，耳聋，耳鸣，咳嗽，气喘，胸痛咳血，消渴，月经不调，失眠，健忘，遗精，阳痿，小便频数，腰脊痛，下肢厥冷，内踝肿痛。

照海

【定位】 在足内侧，内踝尖下方凹陷处。

【主治】 咽喉干燥，痫证，失眠，嗜卧，惊恐不宁，目赤肿痛，月经不调，痛经，赤白带下，阴挺，阴痒，疝气，小便频数，脚气。

9. 心包经

天池

【定位】 在胸部，当第 4 肋间隙，乳头外 1 寸，前正中线旁开 5 寸。

【主治】 胸闷，心烦，咳嗽，痰多，气喘，胸痛，腋下肿痛，瘰疬，疟疾，乳痈。

曲泽

【定位】在肘横纹中，当肱二头肌腱的尺侧缘。

【主治】心痛心悸，胃疼呕吐，转筋，烦躁，肘臂痛，上肢颤动，咳嗽。

内关

【定位】在前臂掌侧，当曲泽与大陵的连线上，腕横纹上2寸，掌长肌腱与桡侧腕屈肌腱之间。

【主治】心痛，心悸，胸痛，胃痛，呕吐，呃逆，失眠，癫狂，痫证，郁证，眩晕，中风，偏瘫，哮喘，偏头痛，热病，产后血晕，肘臂挛痛。

劳宫

【定位】在手掌心，当第2、3掌骨之间偏于第3掌骨，握拳屈指的中指尖处。

【主治】中风昏迷，中暑，心痛，癫狂，痫证，口疮，口臭，鹅掌风。

中冲

【定位】在手中指末节尖端中央。

【主治】中风昏迷，舌强不语，中暑，昏厥，小儿惊风，热病，舌下肿痛。

10. 三焦经

关冲

【定位】在手无名指末节尺侧，距指甲角0.1寸。

【主治】头痛，目赤，耳聋，耳鸣，喉痹，舌强，热病，心烦。

中渚

【定位】在手背部，当无名指本节（掌指关节）的后方，第4、5掌骨间凹陷处。

【主治】头痛，目眩，目赤，目痛，耳聋，耳鸣，喉痹，肩背肘臂酸痛，手指不能屈伸，脊膂痛，热病。

阳池

【定位】在腕背横纹中，当指总伸肌腱的尺侧缘凹陷处。

【主治】腕痛，肩臂痛，耳聋，疟疾，消渴，口干，喉痹。

外关

【定位】在前臂背侧，当阳池与肘尖的连线上，腕背横纹上2寸，尺骨与桡骨之间。

【主治】热病，头痛，颊痛，耳聋，耳鸣，目赤肿痛，胁痛，肩背痛，肘臂屈伸不利，手指疼痛，手颤。

天井

【定位】在臂外侧，屈肘时，当肘尖直上1寸凹陷处。

【主治】偏头痛，胁肋、颈项、肩臂痛，耳聋，瘰疬，瘿气，癫痫。

肩髎

【定位】在肩部，肩髃后方，当臂外展时，于肩峰后下方呈现凹陷处。

【主治】臂痛，肩重不能举。

翳风

【定位】在耳垂后方，当乳突与下颌角之间的凹陷处。

【主治】耳鸣，耳聋，口眼㖞斜，牙关紧闭，颊肿，瘰疬。

丝竹空

【定位】在面部，当眉梢凹陷处。

【主治】头痛，目眩，目赤痛，眼睑跳动，齿痛，癫痫。

11. 胆经

听会

【定位】在面部，当耳屏间切迹的前方，下颌骨髁突的后缘，张口有凹陷处。

【主治】耳鸣，耳聋，流脓，齿痛，下颌脱臼，口眼㖞斜，面痛，头痛。

上关

【定位】在耳前，下关穴直上，当颧弓的上缘凹陷处。

【主治】头痛，耳鸣耳聋，口眼㖞斜，面痛，齿痛，惊痫，瘈疭。

天冲

【定位】在头部，当耳根后缘直上入发际 2 寸，率谷后 0.5 寸。

【主治】头痛，齿龈肿痛，癫痫，惊恐，瘿气。

头临泣

【定位】在头部，当瞳孔直上入前发际 0.5 寸，神庭与头维连线的中点处。

【主治】头痛，目眩，目赤痛，流泪，目翳，鼻塞，鼻渊，耳聋，小儿惊痫，热病。

风池

【定位】在项部，当枕骨之下，与风府穴相平，胸锁乳突肌与斜方肌上端之间的凹陷处。

【主治】头痛，眩晕，颈项强痛，目赤痛，流泪，鼻渊，鼻衄，耳聋，气闭，中风，口眼歪斜，疟疾，热病，感冒，瘰气。

肩井

【定位】在肩上，当大椎穴与肩峰端连线的中点处。

【主治】肩背痹痛，手臂不举，颈项强痛，乳痈，中风，瘰疬，难产，诸虚百损。

京门

【定位】在侧腰部，章门穴后1.8寸，当十二肋骨游离端的下方。

【主治】肠鸣，泄泻，腹胀，腰胁痛。

阳陵泉

【定位】在小腿外侧，当腓骨小头前下方凹陷处。

【主治】半身不遂，下肢痿痹、麻木，膝肿痛，脚气，胁肋痛，口苦，呕吐，黄疸，小儿惊风，破伤风。

丘墟

【定位】在外踝的前下方，当趾长伸肌腱的外侧凹陷处。

【主治】颈项痛，腋下肿，胸胁痛，下肢痿痹，外踝肿痛，疟疾，疝气，目赤肿痛，目生翳膜，中风偏瘫。

足临泣

【定位】在足背外侧，当足4趾本节（第4趾关节）的后方，小趾伸肌腱的外侧凹陷处。

【主治】头痛，目外眦痛，目眩，乳痈，瘰疬，胁肋痛，疟疾，中风偏瘫，痹痛不仁，足跗肿痛。

12. 肝经

大敦

【定位】大拇趾外侧趾甲角旁约 0.1 寸。

【主治】疝气，遗尿，经闭，崩漏，阴挺，癫痫。

行间

【定位】足背，第一、二趾间缝纹端。

【主治】头痛，目眩，目赤肿痛，青盲，口歪，胁痛，疝气，小便不利，崩漏，癫痫，月经不调，痛经，带下，中风。

太冲

【定位】足背，第一、二跖骨结合部之前凹陷中。

【主治】头痛，眩晕，目赤肿痛，口歪，胁痛，遗尿，疝气，崩漏，月经不调，癫痫，呕逆，小儿惊风，下肢痿痹。

章门

【定位】第十一肋端。

【主治】腹胀，泄泻，胁痛，痞块。

期门

【定位】乳头下，第六肋间隙。

【主治】胸肋胀痛，腹胀，呕吐，乳痛。

13. 督脉

长强

【定位】在尾骨端下，当尾骨端与肛门连线的中点处。

【主治】泄泻，痢疾，便秘，便血，痔疾，癫狂，脊强反折，癃淋，阴部湿痒，腰脊、尾骶部疼痛。

腰阳关

【定位】在腰部，当后正中线上，第 4 腰椎棘突下凹陷中。

【主治】腰骶疼痛，下肢痿痹，月经不调，赤白带下，遗精阳痿，便血。

命门

【定位】在腰部，当后正中线上，第 2 腰椎棘突下凹陷中。

【主治】虚损腰痛，脊强反折，遗尿，尿频，泄泻，遗精，白浊，阳痿，早泄，赤白带下，五劳七伤，头晕耳鸣，癫痫，惊恐，手足逆冷。

大椎

【定位】在后正中线上，第 7 颈椎棘突下凹陷中。

【主治】热病，疟疾，咳嗽，喘逆，骨蒸潮热，项强，肩背痛，腰脊强，角弓反张，小儿惊风，癫狂痫证，五劳虚损，七伤乏力，中暑，霍乱，呕吐，黄疸，风疹。

百会

【定位】在头部，当前发际正中直上 5 寸，或两耳尖连线中点处。

【主治】头痛，眩晕，惊悸，健忘，尸厥，中风不语，癫狂，痫证，癔病，耳鸣，鼻塞，脱肛，痔疾，阴挺，泄泻。

水沟

【定位】在面部，当人中沟的上 1/3 与中 1/3 交点处。

【主治】昏迷，晕厥，暑病，癫狂，痫证，急慢惊风，鼻塞，鼻衄，肺风面肿，齿痛，牙关紧闭，黄疸，消渴，霍乱，瘟疫，脊膂强痛，挫闪腰痛。

14. 任脉

会阴

【定位】在会阴部，男性当阴囊根部与肛门连线的中点，女性当大阴唇后联合与肛门连线的中点。

【主治】溺水窒息，昏迷，癫狂，惊痫，小便难，遗尿，阴痛，阴痒，阴部汗湿，脱肛，阴挺，疝气，痔疾，遗精，月经不调。

中极

【定位】在下腹部，前正中线上，当脐中下4寸。

【主治】小便不利，遗溺不禁，阳痿，早泄，遗精，白浊，疝气偏坠，积聚疼痛，月经不调，阴痛，阴痒，痛经，带下，崩漏，阴挺，产后恶露不止，胞衣不下，水肿。

关元

【定位】在下腹部，前正中线上，当脐中下3寸。

【主治】中风脱证，虚劳冷惫，羸瘦无力，少腹疼痛，霍乱吐泻，痢疾，脱肛，疝气，便血，溺血，小便不利，尿频，尿闭，遗精，白浊，阳痿，早泄，月经不调，经闭，经痛，赤白带下，阴挺，崩漏，阴门瘙痒，恶露不止，胞衣不下，消渴，眩晕。

气海

【定位】在下腹部，前正中线上，当脐中下1.5寸。

【主治】绕脐腹痛，水肿臌胀，脘腹胀满，水谷不化，大便不通，泄痢不禁，癃淋，遗尿，遗精，阳痿，疝气，月经不调，痛经，经闭，崩漏，带下，阴挺，产后恶露不止，胞衣不下，脏气虚惫，形体赢瘦，四肢乏力。

神阙

【定位】在腹中部，脐中央。

【主治】中风虚脱，四肢厥冷，尸厥，风痫，形惫体乏，绕脐腹痛，水肿臌胀，脱肛，泄泻，便秘，小便不禁，五淋，妇女不孕。

中脘

【定位】在上腹部，前正中线上，当脐中上4寸。

【主治】胃脘痛，腹胀，呕吐，呃逆，反胃，吞酸，纳呆，食不化，痞积，臌胀，黄疸，肠鸣，泄利，便秘，便血，胁下坚痛，虚劳吐血，哮喘，头痛，失眠，惊悸，怔忡，脏躁，癫狂，痫证，尸厥，惊风，产后血晕。

巨阙

【定位】在上腹部，前正中线上，当脐中上6寸。

【主治】胸痛，心痛，心烦，惊悸，尸厥，癫狂，痫证，健忘，胸满气短，咳逆上气，腹胀暴痛，呕吐，呃逆，噎膈，吞酸，黄疸，泄利。

膻中

【定位】在胸部，当前正中线上，平第4肋间，两乳头连线的中点。

【主治】咳嗽，气喘，咯唾脓血，胸痹心痛，心悸，心烦，产妇少乳，噎膈，臌胀。

天突

【定位】在颈部，当前正中线上胸骨上窝中央。

【主治】咳嗽，哮喘，胸中气逆，咯唾脓血，咽喉肿痛，舌下急，暴喑，瘿气，噎膈，梅核气。

第二节　常用手法

一、揉法

用手指或手掌、鱼际、肘部，着力于一定的部位上，做圆形或螺旋形的揉动，以带动该处的皮下组织，随手指或掌的揉动而滑动的手法为揉法。

【操作】术者取坐位或站位，以手指螺纹面、掌、掌根、大鱼际、肘尖为着力点，在治疗部位带动受术者皮肤一起做轻柔缓和的回旋动作，使皮下组织层之间产生内摩擦。其中，根据着力部位的不同，可分为指揉法、掌揉法、掌根揉法、大鱼际揉法、肘揉法，其中指揉法可进一步分为中指揉法、双指揉法、三指揉法、拇指揉法、叠指揉法（图9-1、9-2、9-3）。

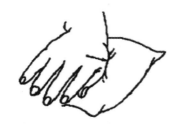 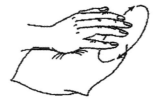 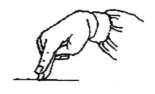

图9-1　大鱼际揉法　　　　图9-2　掌根揉法　　　　图9-3　指揉法

【要领】揉动时手指或掌要紧贴在皮肤上，不要在皮肤上摩动，手腕要放松，以腕关节连同前臂或整个手臂做小幅度的回旋活动，不要过分牵扯周围皮肤。

【作用】具有加速血液循环、改善局部组织的新陈代谢、活血散瘀、缓解痉挛、软化瘢痕、缓和强手法刺激和减轻疼痛的作用。

【适用部位】 全掌或掌根揉，多用于腰背部和肌肉肥厚部位；拇指揉法多用于关节、肌腱部。

二、摩法

用食指、中指、无名指指面或手掌面着力，附着于被按摩的部位上，以腕部连同前臂做缓和而有节奏的环形抚摩活动的手法为摩法。分为指摩法和掌摩法两种。

【操作】 用指面或掌面在体表做环行或直线方向轻柔的摩擦移动（图9-4、9-5）。

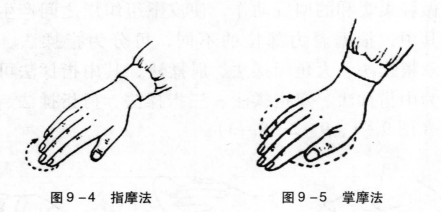

图9-4　指摩法　　　　　　图9-5　掌摩法

【要领】

（1）指摩法：以手指面接触附着，肩、臂、腕放松，肘关节微屈，掌指自然伸直，做环行或直线抚摩动作；肘关节为支点，前臂主动运动。

（2）掌摩法：以手掌面接触附着，肩、臂、腕放松，肘关节部位同指摩法，做环行或直线抚摩动作；同时肘关节为支点，前臂主动运动，腕关节略背伸，掌摩法宜稍重缓。

【作用】 具有和中理气，消积导滞，调节肠胃蠕动，活血散瘀和镇静、解痉、止痛等作用。

【适用部位】多用于胸腹、胁肋部。

三、推法

以指、掌、拳或肘部着力于体表一定部位或穴位上，做单方向的直线或弧形推动，称为推法。

【操作】用指掌或肘等部位着力于机体的一定部位，做单方向直线推动。根据施术部位可分为指推法、掌推法、肘推法、虎口推法、拳推法；根据成人推拿和小儿推拿的不同，又分为直推法和旋推法（图9-6、9-7、9-8）。

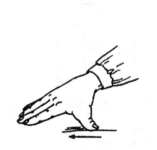
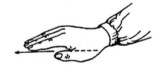
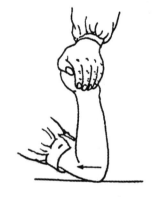

图9-6　拇指平推法　　　　图9-7　掌推法　　　　图9-8　肘推法

【要领】

（1）轻推法时用的压力较轻，重推法时用的压力较重。做全掌重推法时，四指并拢，拇指分开，要求掌根着力，虎口稍抬起，必要时可用另一手掌重叠按压于手背上，双手同时向下加压，沿着淋巴流动的方向向前推动。

（2）指、掌等着力部分要紧贴皮肤，用力要稳，推进的速度要缓慢而均匀，但不要硬用压力，以免损伤皮肤。

【作用】 具有疏通经络，理筋整复，活血散瘀，缓解痉挛，加速静脉血和淋巴液回流等作用。

【适用部位】 此法常用于肩背、胸腹、腰臀及四肢部。

四、擦法

用手的不同部位着力，紧贴在皮肤上，做来回直线的摩动为擦法。

【操作】 用指、掌部位紧贴体表，稍用力下压做快速直线的往返摩擦运动，使之产生一定热量透达体表组织。根据施术部位不同，分为指擦法、掌擦法、鱼际擦法等（图 9－9、9－10、9－11）。

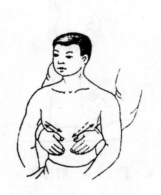
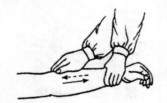
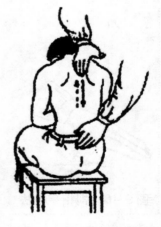

图 9－9　掌擦法　　　　图 9－10　鱼际擦法　　　　图 9－11　小鱼际擦法

【要领】

（1） 操作时腕关节要伸直，使前臂与手接近相平，以肩关节为支点，带动手掌做前后或左右直线往返擦动，不可歪斜。

（2） 按摩者手掌向下的压力要均匀适中，在擦动时以不使皮肤折叠为宜。

（3）擦法的速度一般较快，往返擦动的距离要长，动作要均匀而连贯，但不宜久擦，以局部皮肤充血潮红为度，防止擦损皮肤。

【作用】具有温经通络，行气活血，镇静止痛，提高皮肤温度，增强关节韧带的柔韧性等作用。

【适用部位】此法常用于肩背、胸腹、腰臀及四肢部。

五、搓法

用双手掌面夹住肢体或以单手、双手掌面着力于施术部位，做交替搓动或往返搓动，称为搓法。

【操作】用双手掌面夹住肢体相对用力，做方向相反快速搓动，并同时做上下往返移动，形如搓绳状。亦可用手掌面着力后平搓背腰部位（图9－12）。

【要领】搓动要快，移动要慢；夹持力度适中，手腕部放松，以肩、肘关节为支点，灵活连贯。

【作用】具有疏经通络，调和气血，松弛组织，缓解痉挛，加速疲劳消除，恢复和改善肌肉弹性等作用。

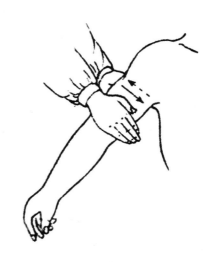

图9－12　夹搓法

【适用部位】适用于腰背、胁肋及四肢部，以上肢部和肩、膝关节部为多。

六、抹法

用拇指螺纹或掌面在体表做上下或左右或弧形曲线的抹动，称为抹法。

【操作】用拇指面或手掌面在施术体表做上下、左右或弧形曲线抹动。分为指抹法和掌抹法。

【要领】

（1）指抹法：单手或双手拇指螺纹面置于施术部位，掌指关节为支点，大拇指主动运动，做上下或左右的往返抹动（图9－13）。

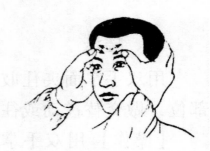

图9－13　指抹法

（2）掌抹法：单掌或双掌置于施术部位，肩肘关节为支点，腕部放松，上肢用力，做上下或左右的抹动。

操作时用力要均匀，连续不断，和缓灵活，往返抹动距离要长。

【作用】具有行气活血，消肿退热，消积导滞，健脾和胃，补中益气等作用。

【适用部位】多用于胸腹、胁肋、头面部。

七、按法

用指、掌、肘或肢体的其他部位着力，由轻到重地逐渐用力按压在被按摩的部位或穴位上，停留一段时间（约30s），再由重到轻地缓缓放松的手法称为按法。

【操作】拇指或中指伸直，余四指屈曲，以指面为着力部，为指按法；沉肩，垂肘，肘关节微屈，腕关节背伸，手指伸直，以手掌为着力部，用单掌或双掌重叠按压体表，为掌按法；以肘尖突起部位垂直按压，为肘按法。操作时，分别以各个着力面为支撑点，先轻渐重，缓缓向下用力，令受术者产生得气感后，按而留之约数秒钟，再慢慢抬手至起始位置（图9－14、9－15）。

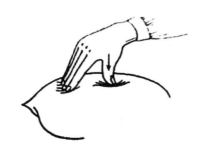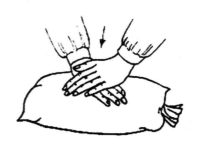

图9－14　指按法　　　　　　图9－15　掌按法

【要领】

（1）按压着力部位要紧贴体表不可移动，操作时用力方向要与体表垂直，由轻渐重，稳而持续，使力达组织深部。

（2）拇指按穴位要准确，用力以受术者有酸、胀、热、麻等感觉为度。

【作用】具有放松肌肉，开通闭塞，活血止痛，理筋整复的功效。

【适用部位】本法刺激力较强，适用于全身各部位。其中指按法施术面积小，适用于全身各部经络穴位；掌按法适用于面积大而又较为平坦的部位，常用于腰背和腹部；肘按法刺激力最强，适用于腰骶及下肢后侧。

八、点法

以拇指指端或指间关节突起部着力于一定的部位或穴位上，按而压之，戳而点之，谓之点法。临床常用拇指点和屈指点两种。

【操作】沉肩，垂肘，肘关节伸直或屈曲，腕部伸平或掌屈，用拇指端点压体表为拇指点法。用拇指指间关节背侧点压体表为屈拇指点；或屈食指近侧指间关节点压体表为屈食指点，统称为屈指点。操作时，分别以各个着力面为支撑点，先轻渐重，由浅而深缓缓向下用力，至相当深度，令受术者产生得气感后，停留约数秒钟，再慢慢抬手至起始位置。本法与按法的区别是：点法作用面积小，刺激量更大（图 9－16、9－17、9－18）。

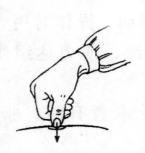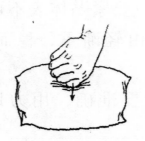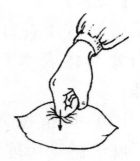

图 9－16　拇指端点法　　　图 9－17　屈拇指点法　　　图 9－18　屈食指点法

【要领】

（1）术者取坐位或呈两脚与肩同宽站立。操作中应根据具体情况选择各种点法，如上身稍前倾，肩关节放松下垂，肘关节和腕关节微屈，手拇指伸直，其余四指自然屈曲，以拇指指尖为着力部向下点按为拇指点法；肘关节屈曲，腕关节伸直，屈曲拇指，以指间关节突起部位垂直按压为屈拇指点法；屈曲食指，以近节指间关节突起部位垂直按压为屈食指点法。

（2）点压方向要与受术部位相垂直，着力要固定，不得滑移。

（3）用力要沉稳着实，由轻逐渐加重，稳而持续，使患者要有"得气"感，再逐渐减力，切忌暴力戳按。

（4）本法因刺激力强，故不宜多用，更不能长时间使用，要根据病人的体质、病情和耐受性，酌情选用。在使用中需随时观察病人的反应，每次治疗点按 3～5 次，以防刺激太过，发生意外。

【作用】具有开通闭塞，活血止痛，调整脏腑功能等作用。

【适用部位】本法作用面积小，刺激力强，适用于全身各部位。

九、捏法

用拇指与其余四指捏住一定部位，对称性用力挤捏的一种手法，称为捏法。有三指捏和五指捏两种。

【操作方法】沉肩，垂肘，肘关节微屈，腕部伸平，手指自然伸直，掌指关节微屈。三指捏是指用大拇指与食、中两指夹住肢体，相对用力挤压；五指捏是指用大拇指与其余四指夹住肢体，相对用力挤压的手法。捏法形同于拿法，但不提起和揉捏局部，以单纯相对指掌

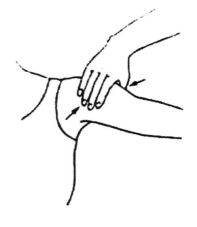

图 9-19 捏 法

挤捏为主（图9－19）。

【要领】

（1）在做相对用力挤捏动作时要以腕关节活动为主，前臂静止性发力，带动掌指关节做连续灵活轻快的挤捏。

（2）施力时拇指与其余手指要以指面着力，对掌双方力量要对称。

（3）用力要均匀柔和，连续不断，不可生硬死板。

（4）操作时，移动要缓慢，循序而下，均匀而有节律，不可断断续续，更不能跳跃、停顿或斜行。

【作用】捏法的作用大体同拿法或略小于拿法，此法是不能运用拿法部位的替代法，但对其效果不可轻视。

【适用部位】主要用于颈、肩、四肢部以及腰胁部。

十、拿法

用单手或双手的拇指与食、中两指，或拇指与其他四指指面着力，相对用力，在一定的穴位或部位上进行有节律的提拿揉捏为拿法。

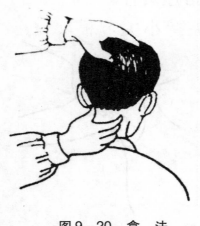

图9－20　拿　法

【操作方法】沉肩，垂肘，肘关节屈曲，腕关节自然掌屈或伸平，以指面为着力部，前臂静止性发力。以腕关节与掌指关节的协调活动为主，大拇指和食、中两指，或用大拇指和其余四指作相对用力，在一定的部位和穴位上进行节律性地反复夹持、提起、揉捏（图9－20）。

【要领】

（1）操作时肩臂要放松，腕要灵活，以腕关节和掌指关节活动为主，用指面相对用力提拿。

（2）用力要由轻到重，再由重到轻。

（3）拿法刺激强度较大，拿捏持续时间宜短，次数宜少，拿后应配合使用轻揉法，以缓解强刺激引起的不适。

【作用】具有疏通经络，解表发汗，镇静止痛，开窍提神，缓解痉挛等作用。

【适用部位】用于颈项、肩部和四肢等部位。

十一、捻法

一手的拇指和食指螺纹面，捏住另一手的手指，做对称用力捻动为捻法。

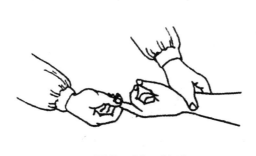

图9-21　捻法

【操作方法】沉肩，肘关节屈曲，腕关节微背伸，以拇食两指的对合力对称地搓揉捻动受术者肢体指（趾）关节，上下往返，捻而滑动。操作时，一般夹持小关节根部，相对用力来回快速搓揉，同时边捻转边向远端移动（图9-21）。

【要领】

（1）术者一手握住并固定受术者腕部，另一手拇指与食指夹持捻动，捻动要主动运动，方向相反。

（2）操作时动作要灵活快速而有节律，用劲要均匀和缓，不可呆滞。

（3）捻动幅度由小到大，速度由慢而快。

【作用】具有理筋通络，滑利关节的作用。

【适用部位】适用于四肢小关节及指、趾部。

十二、抖法

抖法是指用双手握住受术者的上肢或下肢远端，用技巧力做连续的小幅度的上下颤动，使关节有松动感，可分为上肢抖法和下肢抖法。

【操作】术者取站位，以双手握住受术者的腕部或足踝部，将被抖动的肢体抬高一定的角度（上肢坐位情况下外展位抬高约60°，下肢在仰卧位情况下抬离床面约30°），并沿肢体纵轴方向向远端轻轻牵拉。然后，两前臂同时用力，做连续的小幅度上下抖动，使抖动所产生的抖动波，似波浪般地由肢体的远端传递到近端，从而放松肢体及关节（图9-22、9-23）。

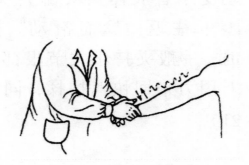 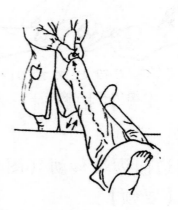

图9-22　抖上肢法　　　　图9-23　抖下肢法

【要领】动作要连续、均匀，频率由慢到快，再由快到慢；抖动的幅度要小，频率一般较快，用力不要过大。

【作用】具有疏筋通络，放松肌肉，滑润关节的作用。

【适用部位】主要用于四肢。

十三、拍法

用虚掌拍打体表的一种手法，称为拍法或拍打法。拍法可单手操作，亦可双手同时或交替操作。

【操作】术者取坐位或站势，五指并拢，掌指关节微屈，形成空心掌。操作时，先将术手抬起，腕关节放松，对准治疗部位以一种富有弹性的巧劲向下拍打后，随即"弹起"，并顺势将术手抬起到动作开始的位置，以便进行下一个拍打动作。本法刺激量有轻、中、重之分，分别以腕关节、肘关节、肩关节为中心发力而产生。可用单掌拍打，亦可用双掌拍打。用双掌拍打时，可双手同时起落拍击，也可双掌交替起落拍击（图9-24）。

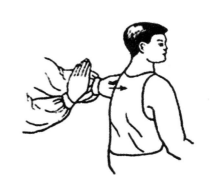

图9-24　拍法

【要领】拍打时，肩、肘、腕要放松，以手腕发力，着力轻巧而有弹性，动作要协调灵活，频率要均匀。

【作用】具有促进血液循环，舒展肌筋，消除疲劳和调节神经肌肉兴奋性的作用。

【适用部位】本法主要用于肩背、腰骶与大腿部。

第十章　各部位减肥按摩操作技法

第一节　面部减肥按摩操作技法

1. 搓掌浴面

先将双手掌搓热，然后迅速放置于前额部，依次从前额正中向下抹动至口角，再经侧面颊、耳前回到前额部，手法宜轻柔舒缓，使面部产生温热感为宜，可反复操作4～6次（图10－1、10－2）。

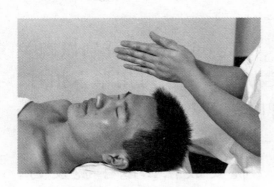
图10－1　搓掌浴面1

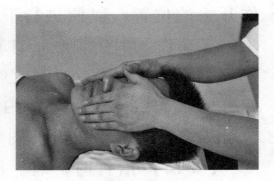
图10－2　搓掌浴面2

2. 分抹前额

用双手食指、中指和无名指螺纹面于其前额正中同时着力分别向左右两侧分抹两侧太阳穴，以前额发热为度。操作时间3分钟（图10－3）。

3. 推鼻外侧

双手拇指自迎香穴推至睛明穴，使鼻翼两侧肌肤有上提之感为度，反复操作 9～12 次（图 10－4）。

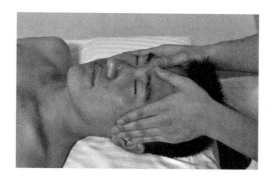
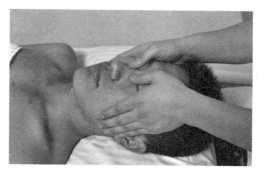

图 10－3　分抹前额　　　　　图 10－4　推鼻外侧

4. 按揉颊车、下关、地仓

双手拇指顺时针分别按揉两侧的颊车、下关、地仓穴，使局部有酸痛、紧缩感为宜，每穴操作各 1 分钟（图 10－5）。

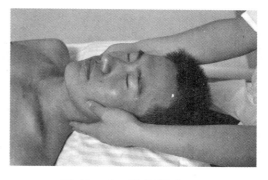

图 10－5　按揉颊车

5. 轮抹面颊

用食指、中指、无名指、小指指腹依次由下向上轮流抹动面颊部，手法宜轻快柔和，只带动表皮组织，局部操作 1 分钟（图 10－6）。

6. 提拉下颌

两手分别左右分抹提拉下颌至颧弓，接着用大拇指指腹缓揉至太阳穴，以皮下组织有松弛感为宜，操作时间 3 分钟（图 10－7）。

7. 拍打面颊

使食指、中指、无名指、小指的指间关节微屈曲，用其指腹轻轻拍打面颊部、额头部，至局部皮肤轻度变红为度。

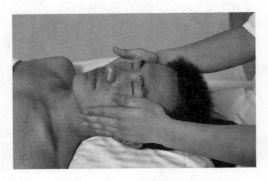
图 10 - 6　轮抹面颊

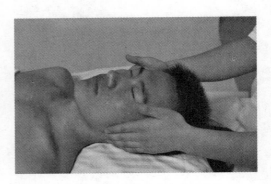
图 10 - 7　提拉下颌

第二节　颈部减肥按摩操作技法

1. 按揉颈项

用单手或双手拇指端或螺纹面着力于颈肌外侧缘，自风池穴而下，有节律地按揉至颈根部，以局部有酸痛感为宜，操作时间 3 分钟（图 10 - 8）。

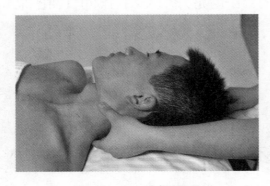
图 10 - 8　按揉颈项

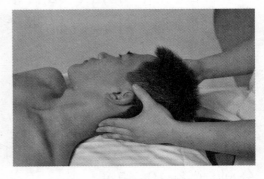
图 10 - 9　推拉颈肌

2. 推拉颈肌

用单手食指、中指放于同侧的风池穴上（胸锁乳突肌与斜方肌之间，颈项后部两侧）用力推拉，来回做36次。换手，置于另侧的风池穴上，重复动作36次。使有上提之感为度（图10-9）。

3. 推摩颈侧

用单手食指、中指、无名指三指放于同侧风池穴上向下推摩到定喘穴后，再回到风池穴为1下，来回摩动10下。另一手以同样的动作于同侧来回摩动10下。使颈侧部产生温热感为宜。

4. 点按颈夹脊

用一手拇指端置于第二颈椎棘突下旁开0.5寸处，沿颈椎各棘突旁开0.5寸处下行，至第七颈椎棘突下旁开0.5寸处，自上而下有节律点按，反复操作6~8遍。以使局部有酸痛、紧缩感为宜（图10-10）。

5. 按揉风池、缺盆

用一手扶住头侧部以固定，另一手以拇指端或螺纹面置于风池、缺盆穴，由轻到重按揉1分钟，以局部酸痛为宜（图10-11）。

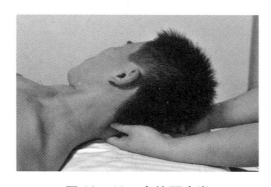

图 10-10　点按颈夹脊

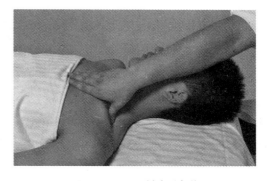

图 10-11　按揉缺盆

6. 提捏颈肌

用两手拇指和其余手指将颈椎一侧斜方肌捏起,自风池穴自上而下捏拿至肩中俞穴,反复操作 6～8 遍,以斜方肌酸痛为宜。

7. 拍打颈肌

将食指、中指、无名指、小指的指间关节微屈曲,用其指腹由风池穴至颈根部轻轻拍打颈部肌肉至局部皮肤轻微变红为度。

第三节　胸部减肥按摩操作技法

1. 捏揉胸部

用双手拇指和其余四指夹住对侧胸大肌,从上至下进行捏拿按揉,以使局部产生紧痛感为宜,局部操作 3 分钟。

2. 分推胸部

用双手掌面着力于两侧胸肋部,从胸部正中由上而下按顺序分推至两侧腋中线,反复操作 6～8 次,以局部产生松弛感为宜(图 10－12)。

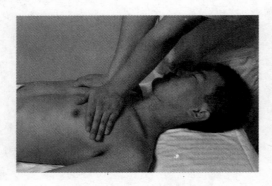
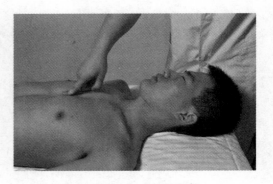

图 10－12　分推胸部　　　　　图 10－13　揉摩膻中

3. 揉摩膻中

用食指指腹摩膻中 30 次，以膻中穴发热为度，然后用大鱼际揉法揉膻中穴 2~3 分钟，以局部酸痛为宜（图 10－13）。

4. 擦胸法

术者以手掌小鱼际、大鱼际或全掌横擦胸部，其顺序是由上到下，以透热为度（图 10－14）。

5. 按揉中府、云门

以拇指或食指、中指指端分别按揉中府、云门穴各 2~3 分钟，以局部酸胀为宜（图 10－15）。

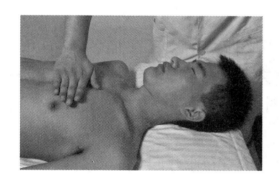

图 10－14　擦胸法

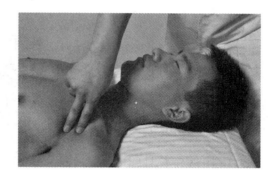

图 10－15　按揉中府

第四节　腹部减肥按摩操作技法

1. 拿捏腹肌

将双手拇指与其余四指对合用力，拿捏腹正中线两侧肌肉，从上腹拿捏到下腹部，使局部产生紧痛感为宜，反复做 1~3 分钟（图 10－16）。

2. 团摩脐周

左手掌叠放在右手背，将右手掌心贴在肚脐处，适当用力绕脐做顺时针团摩腹部 1~3 分钟，以腹部发热为佳（图 10-17）。

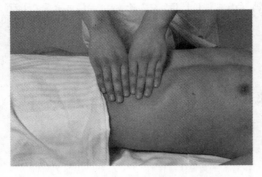

图 10-16　拿捏腹肌

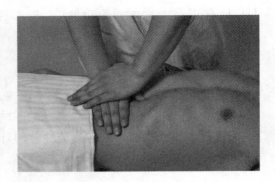

图 10-17　团摩脐周

3. 按揉穴位

双手半握拳，拇指伸直，用拇指指腹分别适当用力按揉上脘、中脘、下脘、天枢、大横、关元、气海等穴，局部酸胀为宜，每穴 6~8 次（图 10-18）。

4. 分推脐旁

将双手中指分别放在脐旁，适当用力向两侧分推至腰部，力度宜带动皮下组织，反复做 1~3 分钟，以腹部发热为佳。

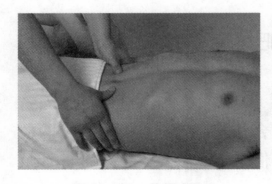

图 10-18　按揉穴位

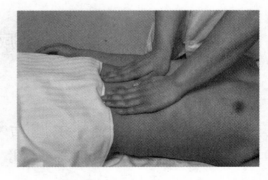

图 10-19　推腹外侧

5. 推腹外侧

将双手分别放在同侧的腹外侧，以掌根从季肋向下推至大腿根部，力度宜带动皮下组织，反复做 1 ~ 3 分钟，以腹部发热为佳（图 10 - 19）。

6. 按经脉线

将食指、中指、无名指、小指并拢，指端对齐，自上而下，分别依次按压脾经、肝经、肾经的腹部经脉线，操作时宜配合呼吸频率，呼气时用力，吸气时减力，局部有紧缩感为度，每条经脉线反复操作 6 ~ 9 次（图 10 - 20）。

7. 擦腹部法

先将腹部涂抹精油，然后用手掌擦腹部，局部透热为度。

8. 拍打腹部法

用虚掌交替轻轻拍打腹部，至局部肌肤松软为度（图 10 - 21）。

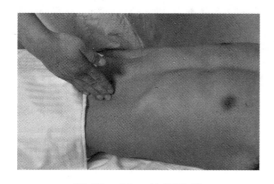 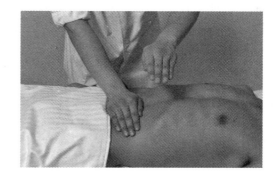

图 10 - 20　按经脉线　　　　　图 10 - 21　拍打腹部

第五节　腰臀部减肥按摩操作技法

1. 横摩腰臀

用全掌横向摩腰臀部 2 分钟，施力时手法宜轻巧，只带动表皮组织即可（图 10 - 22）。

2. 按经脉线

将食指、中指、无名指、小指指间关节屈曲并拢，自上而下，分别依次按压膀胱经、胆经的腰臀部经脉线，操作时宜配合呼吸频率，呼气时用力重，吸气时用力轻，局部有紧缩感为度，每条经脉线反复操作6~9次。

3. 揉捏腰臀

用五指揉捏法作用于腰臀部皮下脂肪处，使局部产生紧痛感为宜，局部操作3分钟。

4. 点按穴位

用单手或双手拇指指腹依次点按胆俞、脾俞、胃俞、肾俞、大肠俞、膀胱俞等穴，局部酸胀为宜，每穴6~8次（图10-23）。

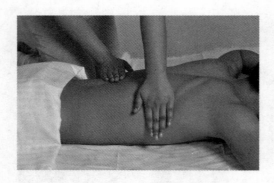
图10-22 横摩腰臀

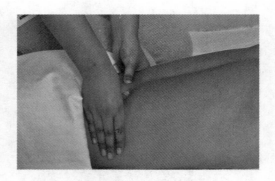
图10-23 点按穴位

5. 擦腰臀法

用小鱼际横向搓擦腰臀部，透热为度。

6. 叩击腰臀

用空拳轻重交替的叩击腰臀部，以局部肌肤松软为度。

第六节　上肢部减肥按摩操作技法

1. 拿揉手三阴三阳

用一手握住肥胖者腕部，另一手自上臂腋下沿手三阴经脉依次拿揉至腕部，再沿手三阳经脉拿揉至肩外侧，反复操作 6~8 次，以局部产生松弛感为宜（图 10-24）。

2. 擦上肢法

用大鱼际纵向推擦上肢，以透热为度（图 10-25）。

3. 捏上肢

用一手掌侧置于上臂外侧，余四指置于上臂内侧，由上而下，节律性的捏向腕部，使局部产生紧痛感为宜，局部操作 3 分钟。

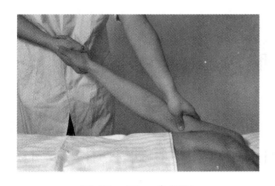
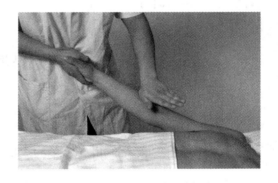

图 10-24　拿揉法　　　　　　　　图 10-25　擦上肢

4. 点按外关、曲池、极泉

以一手拇指端或螺纹面置于外关、曲池、极泉穴，由轻到重点按各 1 分钟，以局部酸痛为宜（图 10-26）。

5. 搓上肢

以一手掌面着力于前臂内侧，另一手掌面着力于前臂外侧，自腕部开始持续搓动至腋窝部，反复操作 2 分钟（图 10 - 27）。

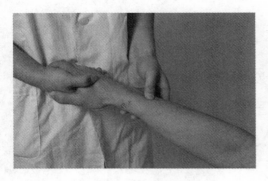
图 10 - 26　点按外关

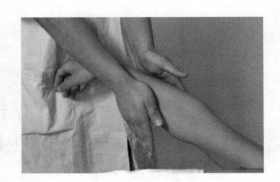
图 10 - 27　搓上肢

6. 拍打上肢

手指并拢，掌指关节微屈，从肩部拍至手腕处为 1 次，左右各做 36 次，注意用力要均匀、有节奏，宜轻轻拍打局部肌肉至局部皮肤轻微变红为度。

第七节　下肢部减肥按摩操作技法

1. 搓揉大腿内外侧

将双手掌分别放在大腿内外侧，从上到下用力搓揉 1～2 分钟，双腿交替进行，以肌肉有松弛感为宜（图 10 - 28）。

2. 按揉血海穴

将拇指指腹放在血海穴上适当用力按揉，双腿交替进行 1～2 分钟，以局部酸痛为宜（图 10 - 29）。

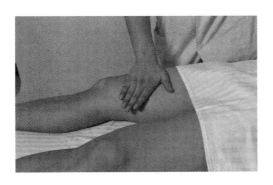

图 10-28　搓揉大腿

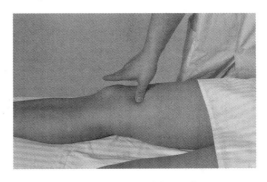

图 10-29　按揉血海

3. 拿捏小腿

将左（右）下肢平放在床面上，用右（左）手拇指与其余四指用力对合，从上到下反复拿捏小腿肌肉 1~2 分钟，双腿交替进行，以局部有紧痛感为宜（图 10-30）。

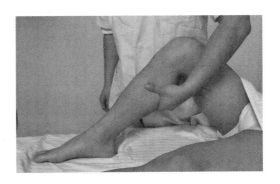

图 10-30　拿捏小腿

4. 按揉足三里

将拇指或食指、中指重叠，中指指端放在同侧足三里穴上，手指适当用力按揉 1~2 分钟，双腿交替进行，以局部酸胀为宜（图 10-31）。

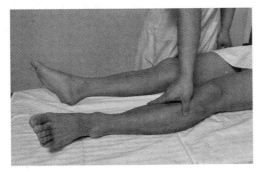

图 10-31　按揉足三里

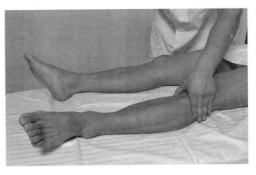

图 10-32　合按陵泉穴

5. 合按陵泉穴

将一手中指指腹按在同侧阳陵泉穴上，拇指指腹按在阴陵泉穴上，两指对合用力按压 1 ~ 2 分钟，双腿交替进行，以局部酸胀为宜（图 10 – 32）。

6. 拍击下肢

将手半握拳，从上到下，从内到外拍击同侧下肢，双腿交替进行，以局部肌肤松软为度。

第八节　膝盖部减肥按摩操作技法

1. 掌揉髌周

将双手五指交叉或单掌置于髌骨处，用掌根揉动髌骨四周，带动皮下组织，双腿交替进行，以髌骨四周透热为度（图 10 – 33）。

2. 点按膝眼

双拇指指端放在两腿内膝眼（髌尖两侧凹陷中，内侧凹陷中为内膝眼，外侧凹陷中为外膝眼）处，由轻到重点按各 1 分钟；再于两腿外膝眼上，由轻到重点按各 1 分钟，以局部酸胀为宜（图 10 – 34）。

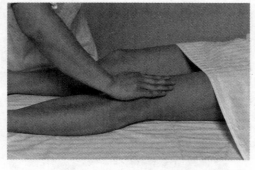

图 10 – 33　掌揉髌周

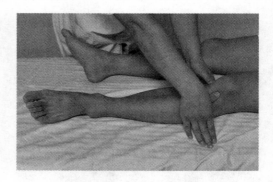

图 10 – 34　点按膝眼

3. 点按压痛点

用拇指指尖分别在膝部髌骨的四周找压痛点，在压痛点上点按，每一压痛点按 5 次，以局部痛胀为度。

4. 环摩髌骨

一手将一条腿的膝髌骨固定，另一手手掌置于另一膝部髌骨上，进行环摩，由外向内环摩 1 分钟，再以同样的手法和力量，环摩另一条腿的膝髌骨，以透热为度（图 10 －35）。

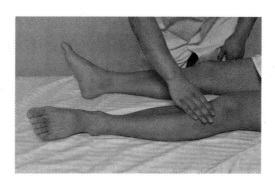

图 10 －35　环摩髌骨

第十一章　点穴按摩减肥操作技法

点穴疗法，又称"指针法"，是指施术者以单手或双手的手指及手掌面，通过运用不同手法，作用于患者的身体部位或穴位，来治疗疾病的方法。点穴疗法作为推拿疗法的重要内容，与其他推拿方法的显著区别是非常重视穴位与特殊手法的结合运用。其手法的运用以中医经络腧穴理论为基础，突出中医辨证论治的特色，注重医者的功法，以助内气的运行，从而达到调理脏腑、疏通经络、扶正祛邪之目的。临床常用于治疗内、外、妇、儿及五官科病证，也可用于美容减肥。下面对常用的点穴按摩减肥操作技法加以介绍。

1. 点穴按摩减肥的原理

通过点穴按摩的方法，刺激经络穴位，可以调整气血的运行，改善内脏器官的功能状态，增强新陈代谢，从而达到减肥健美的目的。

2. 点穴减肥按摩操作要领

点按穴位减肥一般都使用拇指、食指指尖或指腹按压在穴位上，沉肩坠肘，肘关节伸直或微屈，使力经肩、肘、腕透达穴位，按穴要固定不移，用力由轻到重，持续深透。用力大小以受术者感觉酸、麻、胀为佳，点按时切勿用暴力。

3. 不同身体部位的点穴减肥按摩操作及功效

（1）腹部点穴减肥

【操作】双手手指微弯曲，用双手拇指指腹交替依次点按上脘穴、中脘穴、建里穴、下脘穴、水分穴、脐中穴、天枢穴、气海穴、大横穴、关元穴、水道穴和归来穴，每穴各 1 分钟。

点按腹部各穴位时，力度要轻、缓，不得深入脏腑，以免伤及五脏。

【功效】点按上述几个穴位的作用是调和、强健脾胃，增强消化系统功能，改善代谢，消除水肿。

（2）背腰部点穴减肥

【操作】双手手指微弯曲，用双手拇指指腹交替依次点按膈俞、脾俞、胃俞、三焦俞、肾俞、大肠俞、关元、膀胱俞、中髎、下髎、膈关、意舍穴，每穴各 1 分钟左右。

【功效】点按此 12 个穴位的作用是调和气血、强健脾胃，增强消化系统功能，消除水肿，从而达到减肥健美的目的。

（3）臀部点穴减肥

【操作】双手手指微弯曲，用双手拇指指腹依次点按环跳、居髎穴，每穴各 2～3 分钟左右。

【功效】点按以上二穴的作用是增强臀部脂肪代谢，消除水肿，以达到瘦臀的作用。

（4）大腿部减肥

【操作】双手手指微弯曲，用双手拇指指腹点按伏兔、血海、梁丘、髀关、风市穴，要领是点按大腿部减肥穴时，力度要大，但切忌用暴力，每穴各 1 分钟左右。

【功效】点按以上穴位能健脾祛湿，促进代谢，从而达到瘦腿的效果。

（5）小腿部减肥

【操作】双手指微弯曲，用双手拇指指腹依次点按足三里、丰隆、膝阳关、复溜、阳陵泉、承山穴，点按小腿部减肥穴时，力度要大，但切忌用暴力，每穴各 1 分钟左右。

【功效】点按以上穴位能健脾益胃，消除水肿，促进脂肪代谢。

第十二章　单纯性肥胖症按摩技法

单纯性肥胖症是指无明显的内分泌和代谢性疾病的病因引起的肥胖，它属于非病理性肥胖。单纯性肥胖症与年龄、遗传、生活习惯及脂肪组织特征有关。

WHO 提出关于肥胖的新观点：肥胖是一种以身体脂肪含量过多为重要特征的、多病因的、能够并发多种疾患的慢性病。随着经济的发展、生活水平的提高、饮食结构及生活方式的改变，不管是发达国家还是发展中国家，肥胖症的患病率逐年升高，而且肥胖有低龄化趋势。1999 年世界卫生组织（WHO）正式宣布肥胖是一种疾病，肥胖已成为仅次于吸烟之后的第 2 个可以预防的致死危险因素，与艾滋病、吸毒、酗酒并列为世界性四大医学社会问题。

一、病因病机

（一）中医学理论

1. 脾失运化

饮食不节、嗜食肥甘厚味，损伤脾胃功能，运化能力减弱，湿热内生，留于孔窍、肌肤，使人臃肿肥胖。

2. 气血郁滞

久坐少动，久坐伤气，气血运行不畅，脾胃呆滞，运化失司，水谷精微失于输布，化为膏脂和水湿，留滞于肌肤、脏腑、经络而致肥胖。

肥胖的发生为本虚标实，引起肥胖的主要原因是正气虚衰，肾虚为其本，痰、湿、浊、膏脂、瘀为其标。

（二）现代医学理论

近年来关于肥胖症的发生发展有多种学说，但没有一种学说能够确切地解释肥胖症病因，肥胖症是多因素共同作用的结果。

1. 遗传因素

流行病学调查研究表明，单纯性肥胖症有家族聚集性，父母一方肥胖者，其子女肥胖发生率约为 40% ~ 50%，父母双方均肥胖者，其子女肥胖发生率约为 70% ~ 80%，这种家族聚集性，可能与遗传和环境均有关，因为父母的饮食、生活习惯将对其子女产生直接的影响。家族系调查表明，人类肥胖症为多基因遗传类疾病。肥胖的遗传因素，赋予个体的是发病的易感性。

2. 瘦素抵抗

目前认为，瘦素（简称 OB）是由脂肪细胞分泌的一种抑制脂肪合成的信号，主要功能是调控进食、能量消耗及体重。瘦素把体脂库的信号传递给下丘脑的体重调节中枢，下丘脑再通过抑制食欲、减少能量摄取，增加能量消耗，抑制脂肪合成，调节机体脂肪的沉积，从而减轻体重，使体重保持稳定。人类肥胖者对内源性瘦素抵抗，脂肪细胞 OB 核酸（mRNA）表达增加，血清瘦素水平增加，与体脂和其分布密切相关。

3. 环境因素

现代人饮食结构的变化（如高脂蛋白摄入增多）及生

活方式的改变（如体力活动减少），就会导致能量的摄入大于消耗，过剩的能量以脂肪的形式逐渐积存于体内。长期摄入某些药物，如肾上腺皮质激素等，也可导致体重增加。

二、诊断标准

1. 体脂肪含量

正常男性成人脂肪组织重量约占体重的 15%～18%，女性约占 20%～25%。随着年龄的增长，体脂所占比例增加，一般情况下，当男性脂肪量＞25% 体重、女性脂肪量＞30% 体重时即为肥胖。

2. 体重指数（BMI）和腰围

BMI = 体重（kg）/ 身高的平方（m²），BMI ≥ 28kg/m² 即可诊断为肥胖。腰围是指腰部周径的长度，WHO 建议，男性腰围 ≥ 90cm，女性 ≥ 80cm，即可诊断为腹型肥胖。腰围是目前公认的衡量脂肪在腹部蓄积程度的最简单、实用的指标。

3. 相对体重（肥胖度）

肥胖度 =（实际体重 - 标准体重）/ 标准体重 × 100%。若计算值为 ±10% 属正常范围，＞10% 为超重，＞20% 为肥胖，＞20%～29.9% 为轻度肥胖，＞30%～49.9% 为中度肥胖，＞50% 为重度肥胖，＞100% 为病态肥胖。

三、推拿治疗

治疗原则：健脾化痰，理气宽胸，活血通络。

治疗手法：摩、拿、捏、揉、点、按、推、擦、拍、抹等。

穴位：上脘、中脘、下脘、天枢、大横、气冲、关元、气海、曲池、合谷、髀关、足三里、丰隆、三阴交、胆俞、脾俞、胃俞、肾俞、大肠俞、膀胱俞。

治疗方法：

（一）颜面部

1. 搓掌浴面

先将双手掌搓热，然后迅速放置于前额部，依次从前额正中向下抹动至口角，再经同侧面颊、耳前回到前额部，手法宜轻柔舒缓，使面部产生温热感为宜，可反复操作 4～6 次。

2. 推鼻外侧

双手拇指自迎香穴推至睛明穴，使鼻翼两侧肌肤有上提之感为宜，反复操作 9～12 次。

3. 按揉颊车、下关

双手拇指顺时针分别按揉两侧的颊车、下关穴，使局部有酸痛、紧缩感为宜，每穴操作各 1 分钟。

4. 轮抹面颊

用食指、中指、无名指、小指指腹依次由下向上轮流抹动面颊部，手法宜轻快柔和，只带动表皮组织，局部操作 1 分钟。

5. 拍打面颊

使食指、中指、无名指、小指的指间关节微屈曲，用其指腹轻轻拍打面颊部、额头部，至局部皮肤轻度变红为宜。

（二）腹部

1. 摩腹部法

以手掌顺时针方向摩腹部 3 分钟，横向摩腹部 2 分钟，斜向摩腹部 2 分钟；施力宜轻巧，只带动表皮组织即可。

2. 点穴位法

分别点压上脘、中脘、下脘、天枢、大横、关元、气海穴，局部酸胀为宜，每穴 6～8 次。

3. 按经脉线

将食指、中指、无名指、小指并拢，指端对齐，自上而下，分别依次按压脾经、肝经、肾经的腹部经脉线，操作时宜配合呼吸频率，呼气时用力，吸气时减力，局部有紧缩感为宜，每条经脉线反复操作6～9次。

4. 拿捏腹部法

用五指拿捏法作用于腹部皮下脂肪处，使局部产生紧痛感为宜，全腹部操作 3 分钟。

5. 推腹部法

用掌推法沿腹部正中线及两侧向下推动，力度宜带动皮下组织，反复操作6～9次。

6. 擦腹部法

先将腹部涂抹精油，然后用手掌擦腹部，局部透热为宜。

7. 拍打腹部法

用虚掌交替轻轻拍打腹部，至局部肌肤松软为宜。

（三）腰臀部

1. 横摩腰臀

横向摩腰臀部 2 分钟，施力时手法宜轻巧，只带动表皮组织即可。

2. 点按穴位

用肘尖依次点按胆俞、脾俞、胃俞、肾俞、大肠俞、膀胱俞等穴，局部酸胀为宜，每穴 6~8 次。

3. 按经脉线

将食指、中指、无名指、小指指间关节屈曲并拢，自上而下，分别依次按压膀胱经、胆经腰臀部经脉线，操作时宜配合呼吸频率，呼气时用力重，吸气时用力轻，局部有紧缩感为宜，每条经脉线反复操作 6~9 次。

4. 揉捏腰臀

用五指揉捏法作用于腰臀部皮下脂肪处，使局部产生紧痛感为宜，局部操作 3 分钟。

5. 擦腰臀法

用小鱼际横向搓擦腰臀部，透热为度。

6. 叩击腰臀

用空拳轻重交替的叩击腰臀部，局部肌肤松软为宜。

（四）四肢部

1. 推经脉法

用手掌分别顺着经脉循行方向推手足三阴、三阳经的四肢部分，用力宜带动皮下肌肉组织，每条经脉线推 3~5 次。

2. 点压穴位

用拇指端分别点按曲池、合谷、髀关、足三里、丰隆、三阴交等穴，局部酸麻胀痛为宜，每穴 6~8 次。

3. 按揉四肢

用手掌依次按揉上肢、下肢的内侧、外侧面，以局部酸痛感为宜。

4. 拿捏四肢

用五指拿捏法作用于四肢部，以局部紧缩感为宜。

5. 擦四肢法

用大鱼际上下往返擦四肢部，频率宜稍快，以局部透热为宜。

6. 搓四肢法

用双手掌分别夹住四肢部的内外两侧，做快速的往返搓动，上下移动宜稍慢，以局部肌肉松软为宜。

四、调护

（1）肥胖者饮食要做到限制食物热量的摄入，饮食中三种主要营养物质碳水化合物、脂肪、蛋白质的比例适当。较严格的节食应在医生的监护下进行。

（2）一般应在医生的指导下适当配合运动减肥，效果更佳。包括运动量、种类、强度、次数、持续时间、对运动反应的观察等，间隔一段时间后，根据病人对运动的耐受能力、疗效、副作用再开具处方。要以长时间、低强度的运动为主，每次运动的时间不能小于20分钟，每周不得少于3~4次。

附篇　其他美容减肥法▶

第一单元　面膜美容法

面膜是一类以成膜材料、植物和有机溶剂等为基质，辅以营养成分和药物，涂敷于面部，在皮肤上形成一层膜状或糊状的覆盖物，从而达到护肤、美容目的的化妆品。面膜在我国很早就有，古老的面膜常以黏土或小麦粉以及其他的植物研成细粉后，加入水或其他溶剂调匀后直接涂于皮肤表面形成覆盖物，从而达到洁肤、护肤、美容目的。面膜的历史可以追溯到唐代的杨贵妃，杨贵妃的"天生丽质"，除了饮食起居等优越生活条件外，还得益于面膜。传说杨贵妃的面膜是用珍珠、白玉、人参适量，研磨成细粉，用上等藕粉混合，调和成膏状，敷于脸上。可祛斑增白、去除皱纹、光泽皮肤，并流传至今。

有的面膜干燥后不形成膜，不能整体揭下，只能用水清洗。准确地说，这些面膜应该叫做"敷面涂剂"，但因为操作和效果跟面膜相似，也就笼统称之为面膜了。现代面膜多引入一些高分子有机化合物（如 CMC、PVP 等）为成膜剂，加入适量的增塑剂，以提高疗效。

面膜美容的原理，就是利用其覆盖在脸部的短暂时间，暂时隔离外界的空气与污染，使肌肤温度升高、毛孔扩张、腠理开放，促进汗腺分泌与新陈代谢，有利于肌肤排除表皮细胞新陈代谢的产物和累积的油脂类物质，同时面膜中的水分及营养成分渗入肌肤表皮，使皮肤柔软、弹性增加，肌肤自然呈现好气色。

本单元选择部分临床效果较好的面膜分别叙述，并根据原材料的不同分为中药篇与食物篇。

一、中药篇

（一）美白类

白玉面膜

材料：珍珠粉，白芷，白蔹，白附子，白僵蚕。

方法：以上中药研粉，加入牛奶或蜂蜜调成糊状，敷于面部。

功效：美白淡斑。

玉容粉

材料：绿豆粉、滑石各60g，玄明粉、白丁香、白附子、白芷、白僵蚕各30g，朱砂4.5g，铅粉9g，冰片1.5g。

方法：将上述药材研为细末，以牛奶或蛋清调之，每日早晚洗面后敷面上。

功效：祛风清热，润肤增白。

注意事项：本方朱砂主要成分为硫化汞，铅粉为碱式碳酸铅，二者均有一定毒性，故需酌量使用。

黑丑祛斑方

材料：黑丑适量，酒、姜汁少许。

方法：黑丑适量，用酒浸3日，取出研末。先以姜汁搽面，再以药末涂之。

功效：美颜淡斑。

半夏面膜

材料：半夏粉6g，马铃薯半个，番茄半个，黄瓜半根。

方法：将马铃薯洗净去皮，切成小块，放入搅拌机中搅成泥状，番茄、黄瓜洗净去皮后榨汁，把番茄汁和黄瓜汁倒入马铃薯泥中，搅拌，最后加入半夏粉，继续搅拌成糊状即可。洁面后，将面膜均匀地涂抹在脸部，避开眼部及唇部四周，15 分钟后，用温水洗净即可。

功效：嫩白柔肤，适用于混合性肤质。

注意事项：少数敏感肌肤不适用，可去掉番茄使用。

杏仁美容膏

材料：白芷粉 1 份，杏仁粉 2 份，滑石粉 4 份，云母粉 2 份。

方法：上药粉末混合拌匀，加适量蜂蜜或牛奶调成糊状，每日涂敷面部少许，每次 10 分钟。

功效：美白润肤。

七白膏

材料：白芷、白蔹、白术各 30g，白茯苓 9g，白及 15g，白附子、细辛各 9g。

方法：上药研末，蛋清调匀，每晚敷面。

功效：增白皮肤，悦容美颜。

八白散

材料：白丁香、白僵蚕、白蒺藜、白牵牛、白及各 120g，白芷 75g，白附子、白茯苓各 18g，皂荚 50g，绿豆少许。

方法：皂荚去皮、弦，与其他药共研细末，和匀。每晚用此方洗面。

功效：润泽肌肤，除斑增白。

银耳面膜

材料：银耳、黄芪、白芷、茯苓、玉竹各 5g。

方法：将以上共研成细末，并配面粉 5g，用水调和。将其涂于面部，20 分钟后温水清洗。

功效：滋养肌肤，祛除面斑。

绿豆面膜

材料：绿豆、白芷、珍珠粉、甘草、蜂蜜、牛奶、蛋清。

方法：将上述药材磨成粉，混合蜂蜜、牛奶和蛋清调成糊状，涂于面部，30 分钟后洗去，一周 1~2 次。

功效：消炎止痘，美白肌肤。

（二）嫩肤类

抗衰面膜

材料：白菊花，白附子，白茯苓，桃仁。

方法：桃仁、白茯苓研末，白菊花泡水取汁，加入蜂蜜，调药至糊状，敷于面部，每周 1 次，每次 10 分钟。

功效：滋养肌肤，减少皱纹，淡化色斑。

益母草面膜

材料：益母草 10g，紫苏 3g，红花 2g，白及 5g。

方法：药材研末，每次取 3~5g，用温水调匀即可。

功效：提亮肤色，抵御衰老。

祛皱面膜

材料：珍珠粉，蜂蜜。

方法：蜂蜜加入珍珠粉，调匀，加入少量橄榄油即可。

功效：润肌祛皱，美白养颜。

玫瑰面膜

材料：新鲜玫瑰花花瓣。

方法：将玫瑰花瓣 25～50g 浸入 100ml 水中浸泡，2 小时后捣成糊状，睡前均匀敷于面部，待干后温水洗去。

功效：滋润肌肤，提亮肤色。

千金悦泽方

材料：蔓荆子 12g，瓜蒌子 30g，桃仁 16g，猪胰 1 具。

方法：上药混合捣碎，以酒调和，敷面。

功效：涤垢润肤，祛皱防裂。

红玉膏

材料：杏仁、滑石等份，冰片、麝香、鸡蛋清各少许。

方法：将杏仁、滑石研成细粉，蒸后加入冰片、麝香，用鸡蛋清调匀成糊状，每日洗面后涂敷。

功效：润面嫩肤。

北芪薏米面膜

材料：北芪 15g，薏米 30g，云苓 30g，墨鱼骨 30g。

方法：上述材料加清水 6 碗煲 45 分钟，滤渣取液备用。用时先以面膜纸吸收药液，敷面 15～20 分钟，再以清水清洗面部即可，建议每星期使用 1 次。

功效：行气保湿，收紧肌肤，美白除斑。

海藻面膜

材料：海藻颗粒面膜粉 20g，适量纯净水。

方法：倒 20g 海藻颗粒在小碗内，加入温水，边倒边搅拌，直至变成具有粘附性的一团即可，均匀敷在面上或用刮刀刮平，如果感觉有点干，可以用手指沾水拍在海藻上，保持 30 分钟左右，就可以用温水洗掉。

功效：美白保湿。海藻是生长在海滩浅水水域的一种海洋植物，主要用于提炼具有凝胶剂作用的海藻胶。海藻富含多种生命活性物质，如多糖、高不饱和脂肪酸、牛磺酸、类胡萝卜素、甾醇及海带氨酸等。海藻面膜可增加肌肤的保水性，使肌肤的保湿效果增大；增加肌肤的紧缩性及弹性，使松弛的肌肤回复年轻状态，并可借此达到去除皱纹的目的；帮助、增加肌肤的免疫及保护作用；对曝晒、睡眠不足引起的黑斑有修复作用。也可以根据各自不同的需要，在海藻面膜中加入甘油、珍珠粉、橄榄油等成分，以增强滋润、美白及保湿的功效。

二、食物篇

（一）美白类

杏仁面膜

材料：杏仁，蛋清。

方法：杏仁热水浸泡后捣成泥状，加入蛋清，调匀敷面。

功效：柔嫩肌肤，美白祛斑。

杏花蜂蜜面膜

材料：新鲜杏花花瓣，蜂蜜少许。

方法：将新鲜杏花花瓣捣碎取汁，加入少许蜂蜜调匀，涂于面部。

功效：美白淡斑，润肤养颜。

牛奶面膜

材料：鲜牛奶或奶粉，蛋清。

方法：用鲜奶或将奶粉与蛋清混合调成糊状，均匀涂抹在面部，保留15分钟后洗去。

功效：滋养美白，适用于干性皮肤。

蜂蜜柠檬面膜

材料：蜂蜜 3 份，柠檬汁 1 份。

方法：蜂蜜加柠檬汁，按 3：1 比例调匀后涂在脸上，保持 20 分钟后洗去。

功效：保湿美白，适用于中性皮肤。

茄蜜面膜

材料：番茄 1 个，蜂蜜 1 匙。

方法：将番茄打汁，与蜂蜜调匀后，均匀敷在脸上 20 分钟，用清水冲洗即可。

功效：美白保湿。

马铃薯面膜

材料：马铃薯 1 个，牛奶、蛋黄适量。

方法：马铃薯去皮、磨碎，加入牛奶和蛋黄，搅拌，加热后再次搅拌成糊状，均匀涂于面部，15 分钟后清水洗去。

功效：美白保湿，适用于干性皮肤。

（二）嫩肤类

牛奶麦片面膜

材料：鲜牛奶，麦片。

方法：用热牛奶冲调麦片至糊状，涂在脸上，保留 10～15 分钟后用温水洗净。

功效：滋养肌肤，适用于油性皮肤。

香蕉面膜

材料：新鲜香蕉 1 根，牛奶、酸奶、鸡蛋、柠檬均可。

方法：将香蕉去皮碾碎，牛奶、酸奶、鸡蛋或柠檬汁任选一种，调成糊状，均匀涂于面部，15分钟后清水洗去。

功效：香蕉本身就是理想的天然营养面膜，对皮肤微细血管有调节平衡的作用。尤其适合干性肌肤者使用，用后格外滋润。

酵母营养面膜

材料：酵母或酵母粉，清酸乳酪。

方法：将酵母碾碎，加入一茶匙清酸乳酪混合，均匀涂于面部，15分钟后清水洗去。

功效：滋养肌肤。酵母含有高蛋白、金属硫蛋白、微量元素和B族维生素、多糖类物质，能够提供给肌肤多种营养。

蜂蜜蛋白面膜

材料：新鲜鸡蛋1枚，蜂蜜适量。

方法：将两者搅和均匀，临睡前用干净软刷子将此膜涂刷在面部，其间可进行按摩，促进血液循环。待一段时间风干后，用清水洗净，每周两次为宜。此种面膜还可以用水稀释后搓手，冬季可防治皲裂。

功效：保湿滋养。

蜂蜜蛋黄面糊

材料：生蛋黄1枚，蜂蜜、面粉适量。

方法：用蛋黄加入蜂蜜和面粉调成浓浆，均匀涂敷面部，如果是油性皮肤，亦可加入一匙柠檬汁混合搅匀，用棉签涂于脸上，15～20分钟后以温水洗去。

功效：润肤养颜。

豆腐面膜

材料：新鲜豆腐。

方法：将一块豆腐捣碎，用纱布滤干水分。加入 15g 面粉和 5g 蜂蜜后搅拌均匀，涂于脸上，保留 20 分钟后洗干净。

功效：可使皮肤白皙而透明。

苦瓜面膜

材料：苦瓜半根。

方法：将苦瓜冷藏 15 分钟，然后切成薄片，贴于脸上。15 分钟后清洗干净。

功效：美白保湿，消痘祛印。

陈醋蛋清面膜

材料：鸡蛋 2 个，陈醋 250ml。

方法：将鸡蛋浸入醋内，72 小时后捞出，取蛋清备用。每晚睡觉前以蛋清涂面，一周两次。

功效：消炎嫩肤。

菠萝木瓜清洁面膜

材料：面粉 2 汤匙，菠萝 1 小块，木瓜 1 小块（约核桃大小），蛋清 1 个。

方法：鸡蛋取蛋清备用，将菠萝和木瓜打成果泥，再与面粉和蛋清搅拌均匀。将面膜敷在脸上 15 分钟后，清水冲洗干净。

功效：清除老化角质。

绿茶绿豆粉面膜

材料：绿豆粉 50g，绿茶 5g，开水适量。

方法：将茶叶放在杯中冲开并放置冷却。将绿豆粉加到茶水中充分搅拌成泥状，将泥状面膜涂在脸上，10 分钟之后冲洗干净。

功效：消炎，洁肤，去角质。

丝瓜面粉洁肤面膜

材料：新鲜丝瓜 50g，面粉 3 匙。

方法：新鲜丝瓜洗净，去皮，切成小块，放入搅拌机中打成糊状，将面粉加入丝瓜糊内，搅拌均匀即可。

功效：洁面爽肤，去除面部残余化妆品及粉尘。

黄瓜保湿舒缓面膜

材料：黄瓜 1 条。

方法：将黄瓜磨成泥，滤渣取汁，放入冰箱冷藏；将纸面膜沾满黄瓜汁敷面 15 分钟。

功效：黄瓜含丰富维生素 C、氨基酸等，具有镇静、舒缓、收敛毛孔、补湿及美白功效。此外，将黄瓜片稍作冷冻后直接敷在面部及双眼，能够收缩毛孔、舒缓肌肤、缓解晒伤。

橄榄油面膜

材料：橄榄油 50mg，蜂蜜 20g。

方法：将装有橄榄油的容器放入 40℃ 左右的温水中，隔水加热至 37℃ 左右，调入蜂蜜，然后把消毒纱布或面膜纸浸在其中，取浸满橄榄油和蜂蜜的面膜覆盖在脸上，20 分钟后取下。

功效：本方有润肤祛斑除皱的功效。适宜于皮肤干燥者使用。橄榄油富含维生素 A 和美容酸，同蜂蜜含有的多种氨基酸配合，有显著的抗皮肤衰老和润肤的功效。

第二单元　中药熏洗美容法

熏洗疗法，是利用药物煎汤淋洗或利用药物蒸汽进行熏蒸的治疗方法。此疗法是借助药物作用和热蒸汽，通过皮肤、黏膜作用于机体，促使腠理疏通、脉络调和、气血流畅，从而达到预防和治疗疾病的目的。熏洗疗法是中医常用的外治疗法之一，应用于面部美容则包括中药蒸汽熏蒸和洗涤面部皮肤。通过中药加水煎煮后，借助药物和热量的作用，熏蒸及洗涤面部皮肤，疏通皮肤腠理，活血养肤，起到防病治病和美容护肤的作用。

熏洗的方法各有不同，古人记载将装有中药的盆或锅置于火上，加水煮沸，借中药蒸汽熏肤，或待中药放温后，再洗涤肌肤。现代医疗水平与技术不断提高，中药熏蒸手段也逐渐改进与完善。一方面，中药可研末或使用中药免煎提纯颗粒，直接兑入热水中即可使用，省去了水煎熬制的过程；另一方面，针对不同的熏蒸目的，研制出不同的熏蒸仪器，如全身型的中药蒸汽仪、面部的蒸汽仪，使熏蒸更方便，也更享受。

中药熏洗疗法属于中医外治法的一部分，正如清代医家吴师机在《理瀹骈文》中所说："外治之理，即内治之理。外治之药，亦即内治之药。所异者法耳。"外用与内服药物都是以祖国医学的基本理论为指导，仅仅是所用的方法不同罢了。为了便于了解与运用，我们把具有不同美容效果的中药分类介绍。大家可以根据具体情况，选用不同疗效的中药煎汁熏洗。但中药熏洗美容疗法亦不是每个人都适用的，如面部的脂溢性皮炎、湿疹、过敏性皮炎等皮肤病的患者，皮损受热后会加重病情，此种情况下不适宜用熏蒸疗法。此外，少数敏感肤质的人群，对此种疗法也需谨慎，应防止过敏反应及其他不良反应的发生。

具有抗皱作用的药物：丁香、白芷、沉香、僵蚕、蛋清、杏仁、百合等。中医认为，肺、肝、肾三脏亏虚，则人体精血不足，无以濡养肌肤，皮肤则苍白无华、干燥粗糙、皱纹增多，因此治疗多用润肺、养肝、益肾之品。

具有红润肌肤作用的药物：白丁香、白芷、白茯苓、白及、白蒺藜、白鲜皮、白蔹、白术、珍珠粉、僵蚕等。中医认为，气血不畅则形成瘀滞，面部颜色晦暗，因此治疗应以调和气血、调整脏腑为主。

具有祛斑美白作用的药物：白芷、柿叶、白及、杏仁、羊乳、白蔹、丁香、檀香、沉香、珍珠粉、钟乳粉等。面部皮肤色斑，多属肝肾不足，精血亏虚，或痰浊郁滞所至，故治疗当补肝肾、通气血、行气化浊。

具有黑发生发作用的药物：首乌、黑芝麻、黑豆、侧柏叶、桑叶、旱莲草、熟地、桑葚、生姜等。发为血之余，肝藏血，肾主骨生髓，其华在发，故白发、脱发多与肝肾不足、精血亏虚相关，治疗多以调补肝肾为主。

具有芳香除秽作用的药物：藿香、木香、沉香、降香、檀香、白芷、当归、豆蔻、香附、藁本等。这些药物多性味辛散芳香，能够祛湿清热、芳香除秽。

此外，现代人根据植物的不同特性，运用各种方法如水蒸汽蒸馏法、挤压法、冷浸法或溶剂提取法，提炼萃取其中的挥发性芳香物质，即植物精油。精油是植物的灵魂，它萃取自植物的花、叶、茎、根、籽、皮、果等部位，每种精油所发挥的疗效都不一样，可以起到抗老化、美白、消炎等不同作用。精油可用于泡澡或泡脚，浸泡前先将精油搅匀，全身放松浸泡大约20分钟即可。水温不能过热，否则精油会蒸发。

不同的皮肤症状要选择不同的精油，不管是干性皮肤、油性皮肤、敏感性皮肤；也不管是抗老化还是美白，都有适合的精油。

干性肌肤：熏衣草、檀香木、橙花、玫瑰、天竺葵。

油性肌肤：佛手柑、尤加利、熏衣草、茶树、柠檬、迷迭香、天竺葵、檀香木。

混合性肌肤：依兰、茉莉、熏衣草。

过敏性肌肤：熏衣草、檀香木、橙花、玫瑰、甘菊。

抗老化、抗皱：天竺葵、佛手柑、檀香木、橙花。

消炎：甘菊、天竺葵、熏衣草。

美白：柠檬、佛手柑。

止痘、消炎：茶树。

第三单元　运动美容减肥法

一、运动减肥

一定强度的运动能够调动并消耗人体储存的脂肪，从而达到减肥的目的。跑步、跳绳、游泳、骑车、有氧操、瑜珈等运动方式均可以达到修身塑形的作用，只是不同的运动有各自不同的技巧与要求。无论采用哪种方式，都应共同遵循以下几点。

　　首先要循序渐进。"爱美之心人皆有之"，只是追求美的过程是漫长的，有些心急的朋友往往在开始减肥之时便高强度、长时间运动，期待能得到快而好的效果，结果"过犹不及"，甚至肌肉拉伤、软组织损伤。可见制订一份运动减肥计划是一个好的开始。刚刚开始运动减肥的朋友应由低强度开始练习，经过一段时间再逐渐过渡到中等强度。一般来讲，合适运动量的表现为：运动过后面色微红，周身微热，心跳稍快，微微汗出。运动时间因人而异，约 30~60 分钟。

　　其次贵在坚持。运动减肥不仅是为了"瘦"，更主要的是增强体质，维护健康。我们应该把运动当作日常生活的一部分，持之以恒，日积月累，成果自然会显现出来。

　　还需要说明的是每天运动时间的选择。运动的时间不宜在饥饿或饱餐后进行。饥饿时机体最基本的代谢需求都不能满足，更何况运动所需的能量；而饱餐后，人体血液多集中在胃肠道，如果此时运动就需要强行调动用于消化功能的部分血液，一方面运动效果不佳，另一方面影响消化。适宜的运动减肥时间为餐后 2~4 小时。此时不仅可以消耗掉多余的热量，还能满足人体对能量代谢的需要。

二、运动美容

　　运动美容法是指通过各种不同的运动锻炼方式，加强、促进、调节脏腑组织气血功能，增强机体新陈代谢，以达到治疗、健身、塑形、养颜目的的一种美容方法。运动除了能带来娇俏的身姿和完美的曲线，还能令肌肤水嫩，充满弹性。适度的运动可以帮助循环，促进新陈代谢，从而改善肌肤的状况，不同的运动项目对于不同肌肤问题还会产生不同的功效。让皮肤运动起来，发挥其自身机能，皮肤才能保持青春光彩。

体育锻炼是保持皮肤健美的一个重要因素。经常参加体育活动，对皮肤最重要的影响是增加皮肤的血液循环，促使细小的血管扩张，使皮肤得到更多的营养，增加吸入氧气的能力。这对保养皮肤十分有益。它的另一好处是能提高皮肤的温度，温度对决定皮肤状况是非常重要的。有关研究表明，从事体育锻炼的人群与不从事体育活动的人群比较，前者皮肤弹性、密度均优于后者，且皮肤皱纹少、皮肤色泽好。

注意事项：运动前，以中性清洁剂洗净脸部，因运动时如果脸部残留化妆品或粉尘，与汗液混合后易刺激皮肤，加之毛孔阻塞，会引起过敏或皮炎。

运动后，洗净皮肤，去除脸部的汗液及粉尘，然后再进行护肤。

三、减肥小窍门

美容与减肥是无处不在的，只要朋友们有心，我们日常生活中的一些小动作就能起到一定的效果。下面列举一些简便易行的躯体运动方法，有兴趣的朋友可以照此练习，关键在于持之以恒。

（一）美丽肩胛瘦身运动

首先从效果易见、简单易学的瘦身操开始。试着将做操作为每天早上起床后 5 分钟的习惯吧。这不仅仅使你的背越来越美，还能改善肩酸状况，愉快的一天也由此开始。习惯之后，晚上也花上二三十分钟慢慢认真地做，效果自然更明显。

1. 猫腰伸展瘦身操

（1）双手支撑床，屈膝使大小腿呈直角状，臀部翘起。

（2）双手向床前伸展，使手肘慢慢地靠近床板，直到最大限度为止。挺胸的同时上半身进行上下运动，重复 20 次为一组。

可锻炼腰背部肌肉，减少腰背部赘肉。

2. 侧身手撑瘦身操

（1）双足伸直而坐，扭转上半身，用一只手支撑着身后的床。

（2）感到肩胛骨移动并向中心靠近的同时，尽量让身体下沉。另一侧也同样做法，左右各 5 次为一组。

3. 办公室椅子瘦身操

（1）背坐在椅子上，距离椅背一定距离，双手紧抓椅子的靠背，两手距离大约为 10cm。

（2）有意识地拉伸肩胛骨与肩部的肌肉，使两手肘靠近并挺胸，10 次为一组。

可有效瘦背，锻炼背部肌肉。

（二）臂部伸展运动

（1）把左臂径直抬过头顶，然后弯曲绕过头后，朝向右肩后方。

（2）用右手扶住左肘，轻轻地把左肘拉向右肩，加强伸展。保持这个动作 20 秒钟，然后换右臂重复做。

可活动肩关节，瘦手臂部。

（三）腹部收缩运动

（1）收腹运动：躺在地上伸直双脚，然后提升、放回，不要接触地面。重复做 15 遍。

（2）仰卧起坐：膝盖屈成 60°，用枕头垫脚。右手搭左膝，同时抬起身，使肩膀离地。做 10 次后，换手再做 10 次。

（3）呼吸运动：放松全身，用鼻子吸进大量空气，再用嘴慢慢吐气，吐出约 7 成后，屏住呼吸；缩起小腹，将剩余的气提升到胸口上方，再鼓起腹部，将气降到腹部；接着将气提到胸口，再降到腹部，再慢慢用嘴吐气，重复做 5 次，共做两组。

（四）瘦臀运动

学习工作间歇时，站起身，扶着椅背，一脚站直，另一脚在空中向后伸展，约 5 秒后，再放下，动作可重复 10～15 次，接着换另一侧再做。

（五）下肢瘦身运动

立正，两手放在身体两侧，弯曲膝盖，两手缓慢碰触脚趾。注意：不弯曲背部，只弯曲膝盖。再轻轻回到原来的姿势。完成动作大约需要 3 秒，刚开始做的时候可以放慢速度，习惯后再加快。

第四单元　美容食疗与药膳

食疗又称食治，即利用食物来影响机体各方面的功能，使其获得健康或愈疾防病的一种方法。通常人们认为，食物是为人体提供生长发育和健康生存所需的各种营养的可食性物质。也就是说，食物最主要的是营养作用。其实，食物不仅能营养，而且还能疗疾祛病。近代医家张锡纯在《医学衷中参西录》中曾指出：食物"病人服之，不但疗病，并可充饥；不但充饥，更可适口，用之对症，病自渐愈，即不对症，亦无他患"。另外，中医学认为食物亦有五脏归经、性味属性，根据身体状况正确食用不无裨益。可见，食物本身就具有"养"和"疗"两方面的作用。"药食同源"理论是中医学对人类最有价值的贡献之一。

中医学认为，"药疗不如食疗"。食疗具有以下几大突出的优势：

首先，食疗不会产生任何毒副作用，而药物治病则不然，长期使用往往会产生肝肾损伤及各种副作用和依赖性，而且还可能对人体的健康造成影响。

其次，食疗之物都是我们日常生活中的平凡之物，价格低廉，让我们在日常用餐中便可达到治病的目的。

此外，食疗还具有口感好、味道佳的优点，让人们在享受美食的过程中祛除病痛，避免了打针、吃药之苦。

由食疗发展而来，结合中医中药的另一种特色治疗方法为药膳。药膳是在中医学、烹饪学和营养学理论指导下，将中药与某些具有药用价值的食物相配伍，采用我国独特的饮食烹调技术和现代科学方法制作而成的，具有一定色、香、味、形的美味食品。简言之，药膳即药材与食材相配伍而做成的美食。它是中国传统的医学知识与烹调经验相结合的产物。它"寓医于食"，既将药物作为食物，又将食物赋以药用，药借食力，食助药威，二者相辅相成，相得益彰；既具有较高的营养价值，又可防病治病、保健强身、延年益寿。

食疗与药膳具有防病治病多方面的疗效，而美容、修身只是它重要作用中的一小部分。我们在这里仅甄选出部分疗效确切的食疗与药膳配方，仅供广大读者朋友参考。因美容所涉及范围较广，为读者朋友阅读和应用方便，我们将其分类叙述。

（一）生发、乌发类

黑芝麻生发丸

材料：黑芝麻500g，干桑叶60g。

方法：将黑芝麻与干桑叶碾碎成末，蜂蜜调和成丸，如花生大小，每日早晚各食1丸。

功效：补肾生发，固发防脱。

乌发美容茶

材料：黑芝麻30g，核桃仁20g，白糖15g，红茶5g。

方法：黑芝麻、核桃仁碾碎备用。将红茶、白糖、黑芝麻、核桃仁放入杯中，加入200ml沸水冲泡，再加盖闷约5分钟，即可饮用。

功效：补肾乌发。

何首乌黄芪鸡蛋煲

材料：制何首乌50g，黄芪、茯苓各20g，鸡蛋2个。

方法：将上述材料加水500ml同煮，鸡蛋熟后，去壳再煮约15分钟即可食用。吃蛋喝汤，一日一次。

功效：补肝滋肾，适用于气血虚引起的须发早白、脱发。

黑芝麻核桃糖

材料：红糖、黑芝麻、核桃仁各 250g。

方法：将黑芝麻、核桃仁炒熟待用。红糖放锅内，以小火煎熬至较稠厚时，加入黑芝麻、核桃仁调匀，即停火。趁热将糖倒在表面涂过食用油的搪瓷盘中，待稍冷，将糖压平，用刀划成小块，冷却后即成黑色砂板糖。可每日食用少许。

功效：补肾乌发止脱。

芝麻糊

材料：黑芝麻、粳米，比例为 1：1.5。

方法：粳米温水浸泡，黑芝麻洗净，晒干，将其炒出香味，勿炒焦，然后将已浸 1 小时的米取出，与黑芝麻混合，一起磨碎，磨过 2～3 次后，再用纱布加水过滤，反复过滤多次，去渣，再加适量清水，便可煮成芝麻糊，加糖食用。

功效：益肠胃，防治白发，并可保持肌肤细嫩。

桑葚膏

材料：鲜桑葚 1000g（或干品 500g）。

方法：桑葚洗净，加水适量煎煮，30 分钟取煎液 1 次，然后加水再煎，共取煎液 2 次。合并煎液后，再以小火煎熬浓缩，至较为黏稠时，加蜂蜜 300g 煮沸停火，待冷后装瓶备用。每次 1 汤匙，以沸水冲化饮用。

功效：补益肝肾，乌发防脱。

美发乌发粉

材料：黑芝麻、黄豆、花生、核桃各等份。

方法：将上述材料分别炒熟，研成细粉后和匀，每日睡前用牛奶或豆浆送服一汤匙。

功效：益气养血，乌发生发。

（二）滋润肌肤类

冰糖煮银耳

材料：冰糖 30g，银耳 15g。

方法：将银耳用温热水浸泡 2 小时，去蒂，撕成瓣状，放炖锅内，加水 600ml，置武火上烧沸，再用文火炖煮 30 分钟，加入冰糖即成。

功效：清热解毒，润肺养颜。

银耳莲子木瓜羹

材料：银耳，莲子，木瓜，红枣，冰糖。

方法：银耳温水泡发 1 小时，冲洗干净，摘成小碎片；红枣去核；莲子去芯，洗净，用水浸泡半小时；木瓜去皮去瓤，切成小块。炖锅中加入足量的水，没过食材，烧开后放入银耳、红枣、莲子，转小火炖 2 小时，至银耳变软变黏稠，加入适量冰糖溶化即可。

功效：补气和血，滋阴养颜。

栗子白菜煲

材料：栗子 50g，白菜半棵。

方法：将栗子去壳，切半，用高汤煨至熟透，加入白菜条，盐、味精少许。

功效：健脾补肾，滋阴润燥。用于肾气不足，阴液亏虚引起的面色晦黯者。

枸杞冰糖皂仁羹

材料：干皂仁 30g，枸杞 10g，冰糖 10g。

方法：先需泡发干皂仁，方法有二：①取干皂仁置碗内，加入高度白酒拌匀，点燃，烧2分钟，边烧边搅拌，再加入清水泡发3小时；②将干皂仁放在敞口容器中，加水，放入冰箱中浸泡24小时即可。枸杞洗净加水浸泡，将泡好的皂仁捞入碗内，加冰糖适量，水蒸30分钟，再加入浸泡软的枸杞同蒸2分钟即可食用。

功效：养阴润燥，养颜润肤。

沙参炖猪舌

材料：沙参20g，猪舌1只，料酒10g，姜5g，葱10g，鸡油25g，盐3g，鸡精2g，胡椒粉2g。

方法：将沙参浸泡12小时，切薄片；猪舌切薄片，洗净；姜切片，葱切段。将猪舌、沙参、姜、葱、料酒同放炖锅内，加水1800ml，置武火上烧沸，再用文火炖煮30分钟，加入盐、鸡油、鸡精、胡椒粉即成。

功效：滋阴润燥，适用于秋季气候干燥时食用。

玉竹炒番茄鸡蛋

材料：玉竹20g，番茄2个，鸡蛋1只，盐2g，鸡精2g，素油30g。

方法：玉竹洗净，浸泡12小时，切2cm长薄片；番茄去皮，切成丝，鸡蛋打破放入碗中，加入盐、鸡精搅匀。将炒锅置武火上烧热，加入素油，烧六成热时，下入鸡蛋糊，煎至两面金黄色时，下入玉竹、番茄，加少许盐，炒熟即成。

功效：滋阴润燥，润肤养颜。

罗汉果煮鸡蛋

材料：罗汉果1个，鸡蛋4枚，红糖30g。

方法：罗汉果压碎，鸡蛋煮熟，去皮，待用；将罗汉果、鸡蛋放入锅内，加水 800ml，置武火烧沸，再用文火煮 20 分钟，加入红糖即成。

功效：清热润肺，养颜通便。

百合红枣银杏羹

材料：百合 50g，红枣 10 枚，白果 50g，牛肉 300g，生姜两片，盐少许。

方法：将新鲜牛肉洗净切薄片，白果去壳，用水浸去外层薄膜，洗净；百合、红枣和生姜分别用清水洗干净，红枣去核，生姜去皮，切片。瓦煲内加入适量清水，先用武火煲至水滚，放入百合、红枣、白果和生姜片，改用中火煲百合至将熟，加入牛肉，继续煲至牛肉熟，即可放入盐少许，盛出即食。

功效：补血养阴，滋润养颜，润肺益气。

明虾炖萝卜

材料：白萝卜 1 根，明虾 300g，白果数个，枸杞 10g。

方法：白萝卜切块，加水、白果、枸杞，用大火煮沸，改文火煲约 30 分钟，倒入虾，大火煲到白萝卜酥烂，食用时按自己的口味加盐调味。

功效：养颜润肤，防老抗衰。萝卜，民间一直有十月小人参的说法，白萝卜富含钙质、维生素 C 和纤维素。可促进胃肠蠕动，有助于体内废物的排出。明虾，富含蛋白质，钾、碘、镁、磷等矿物质及维生素 A，能很好地保护心血管系统，降低胆固醇，还能预防骨质疏松。此外，明虾含虾青素，具有抗氧化功能。

火龙果芦荟桂圆汁

材料：火龙果、芦荟、桂圆、冰糖。

方法：火龙果半只削皮切小方粒，芦荟去皮切小方粒；桂圆去壳，加半杯水，加冰糖少许，上笼蒸1小时；倒取桂圆汁，放入火龙果粒、芦荟粒搅拌即可。

功效：补血益气，润肤养颜。火龙果糖分少、热量低，很适合肥胖者食用；它所含的果胶对皮肤的润泽、再生有极大的帮助，同时是盛夏消暑退火、美白健康的天然食品。芦荟中的芦荟多糖和维生素对人体的皮肤有良好的营养、滋润、增白作用；此外，芦荟还具有润肠通便、调节人体免疫力、抗肿瘤等功效。桂圆养血滋补，补心安神，益脾开胃。

（三）红润肌肤类

红枣粥

材料：粳米60g，大枣10枚。

方法：将大枣洗净，加入粳米中，煮至粥烂枣熟即可。

功效：大枣中含有丰富的维生素E，常食红枣粥，可使人面色红润、神采焕发。

红枣莲子羹

材料：红枣60g，莲子100g，冰糖适量。

方法：红枣去核，红枣和莲子洗净煮烂，加冰糖，蒸为羹。

功效：滋阴安神，和血养颜。

玫瑰花茶

材料：玫瑰花3朵，枸杞20g，大枣4枚。

方法：将大枣、玫瑰花、枸杞洗净，放入杯中，加入开水300ml，浸泡5分钟即可饮用，可加入冰糖或蜂蜜适量，代茶饮。

功效：红润肌肤。

红枣炖乌鸡

材料：红枣 10g，乌鸡 250g，食盐、味精、酱油、料酒、葱段、姜少许。

方法：将上述材料放入砂锅中，炖至乌鸡烂熟即可，佐餐食用。

功效：补益气血，红润肌肤。

红枣炖仔鸭

材料：红枣 5 枚，鸭肉 500g，料酒 10g，姜 5g，葱 10g，盐 3g，鸡精 2g，胡椒粉 2g。

方法：将红枣洗净，去核；鸭肉洗净，制成 3cm 见方的块；姜切片，葱切段。红枣、鸭肉、料酒、姜、葱同放炖锅内，加水 2500ml，置武火上烧沸，再用文火炖煮 35 分钟，加入盐、鸡精、胡椒粉即成。

功效：清虚热，补血养颜，益胃生津。适用于血虚，痈肿，疔疮，吐血，崩漏，白带，面色无华等证。鸭肉营养丰富，特别适宜夏秋季节食用，既能补充过度消耗的营养，又可祛除暑热给人体带来的不适。

枸杞人参甲鱼

材料：甲鱼 1 只（约 500g），人参 20g，枸杞子 15g，料酒 10g，姜 5g，葱 10g，盐 3g，鸡精 2g，鸡油 25g，胡椒粉 2g。

方法：将枸杞洗净，去杂质；人参润软，切薄片；甲鱼宰杀后，去内脏及爪；姜切片，葱切段。将团鱼、枸杞子、人参、料酒、姜、葱同放炖锅内，加水 2000ml，置武火上烧沸，再用文火炖煮约 1 小时，加入盐、鸡精、鸡油、胡椒粉即成。

功效：滋阴补血，清虚热，润肌肤。适用于阴虚、血虚引起的面色苍白、憔悴等症。甲鱼中含胶质、角蛋白、维生素 D、碘，具有美容功效；此外，有一定抗肿瘤作用。

龙莲鸡蛋汤

材料：龙眼肉 15g，莲子肉 50g，鸡蛋 2 个，生姜 2 片，红枣 4 枚，盐少许。

方法：将鸡蛋隔水蒸熟，去壳，用清水洗净；龙眼肉、莲子肉、生姜、枣分别用清水洗净；莲子肉去心，生姜去皮、切片，枣去核；瓦煲内放入适量清水，先用武火煲至水滚，然后放入以上材料，改用中火煲 2 小时左右，加入盐少许，即可食用。

功效：宁心安神，养血润肤。

黄芪红糖粥

材料：黄芪 30g，粳米 100g，红糖 30g，陈皮 6g。

方法：将黄芪洗净切片，放入锅中，加清水适量，煎煮去渣取汁；将粳米淘洗干净，与陈皮、红糖放入锅中，再倒入黄芪汁，加清水适量，煮至米烂熟即成。

功效：益气养颜，适用于气血虚弱所致颜面苍白无华者。

补血美容粥

材料：白米 100g，鸡汤 1200ml，川芎 3g，当归 10g，黄芪 5g，红花 2g。

方法：将米淘洗干净，用清水浸泡；当归、川芎、黄芪切成薄片，与红花一起装入小布袋中。将米及装药小布袋一起盛入煮粥的锅内，加鸡汤、适量水大火煮开，小火煮稠，捞出布袋即成。

功效：本粥一日 1～2 次，趁温热时服用，可改善机体功能、滋润皮肤。适宜于气血不足所致面色苍白无华等症。

养颜酒

材料：胡桃肉 120g，红枣 120g，杏仁 30g，白蜜 100ml，黄酒 1000ml。

方法：将胡桃肉、红枣、杏仁、白蜜放入黄酒内浸泡 1 周后可饮用。根据个人酒量，秋冬季饮用适量。

功效：滋补养颜。杏仁、胡桃中含钾、钙、磷及丰富的维生素 A，红枣补血，有利于皮肤保健。

阿胶羹

材料：阿胶、冰糖各 250g，黄酒 750ml，红枣 500g，桂圆肉干、黑芝麻、核桃肉各 150g。

方法：红枣去核，与桂圆、黑芝麻、核桃共研为细末；阿胶浸于黄酒中泡 10 天，放于搪瓷器内隔水蒸至阿胶溶化；加入上述细末，搅匀，放入冰糖继续隔水蒸至冰糖溶化，冷却后即成冻状，每晨一匙，温开水冲化服用。

功效：红润肌肤，补肾养血。

（四）淡斑祛斑类

菊花玫瑰饮

材料：玫瑰花 6 朵，白菊花 6 朵，茯苓 10g，白芷 6g，莲子 5 个，大枣 3 枚。

方法：将上述材料放入砂锅中，加水500ml。大火煮开，改小火煮15分钟。去渣取汁，饮时加入蜂蜜或冰糖适量。

功效：美白祛斑，补水养颜。

茯苓粥

材料：大米100g，茯苓30g，炒白术6g，大枣6枚。

方法：茯苓、大枣清洗干净，炒白术装入纱布袋内，将大米及上述材料放在锅内加水煎煮20分钟，取出纱布袋即可食用，适合暑湿季节食用。

功效：健脾祛湿，美白润肤。

茯苓发糕

材料：茯苓粉4份，白面5份，黄豆面1份，白糖、牛奶、酵母适量。

方法：将白面、茯苓粉、黄豆面、白糖、酵母混合，牛奶和面，静置约40分钟，发酵后置于蒸锅内蒸约25分钟，即可食用。适宜早餐食用。

功效：健脾祛湿，养颜润肤。

白术炖猪肘

材料：白术10g，红枣8g，猪肘300g，食盐、味精、酱油、料酒、葱段、姜少许。

方法：将上述材料放入砂锅中，炖至猪肘烂熟即可，佐餐食用。

功效：白皙、润滑肌肤。

薏苡百合粥

材料：薏苡仁50g，百合20g，蜂蜜5ml。

方法：将薏苡仁、百合洗净放入锅中，加适量清水熬煮成粥，调入蜂蜜即可食用。

功效：滋养肌肤，淡斑养颜。

红花糯米粥

材料：红花 10g，当归 10g，丹参 10g，糯米 50g。

方法：先将红花、当归、丹参放入锅中煎煮 30 分钟滤渣取汁，再用此药液熬煮糯米成粥，食用时可加入适量冰糖。

功效：活血化瘀，淡斑消痘。

注意事项：女性月经期不可服用。

杏仁粉

材料：杏仁 50g，茯苓、莲子各 10g，白米面 500g，白糖 50g。

方法：上药共研细末，水熬数沸服之，亦可去白糖作敷面用。

功效：光洁肌肤，美白淡斑。

（五）防老抗衰类

黄豆焖猪蹄

材料：猪蹄、黄豆、盐、老抽、葱、姜、蒜、花椒粒、八角粒、草果、桂皮、香叶。

方法：黄豆提前冷水浸泡几个小时，猪蹄洗净斩小块汆烫过备用。将盐、老抽、葱、姜、蒜、花椒粒、八角粒、草果、桂皮、香叶，投入调料盒或用小布包起来，将猪蹄和黄豆及所有调料香料入炖锅，加入足量水没过猪蹄，炖至酥烂。

功效：补充胶原蛋白，增加肌肤弹性。

桃花猪蹄养颜粥

材料：猪蹄、桃花、盐、味精、香油、葱花、生姜末。

方法：将桃花焙干，研成细末，备用。把猪蹄置于锅中，加适量清水，旺火煮沸，捞去浮沫，改文火炖至猪蹄烂熟时，将猪蹄里的骨头取出，加入粳米及桃花末，继续用文火煨粥。粥成时加入适量盐、味精、香油、葱花、生姜末拌匀，隔日1剂，分数次温服。

功效：红润肌肤。

白芷炖猪蹄

材料：白芷10g，猪蹄250g，食盐、味精、酱油、料酒、葱段、姜少许。

方法：将上述材料放入砂锅中，炖至猪蹄烂熟即可，佐餐食用。

功效：白皙肌肤，增加皮肤弹性。

猪肾薏米粥

材料：猪肾1对，山药100g，薏米50g，粳米200g，味精、食盐、香油、葱、姜末等调味品适量。

方法：将猪肾洗净后除去筋膜，切碎。将山药去皮切碎。将猪肾块与山药块、粳米、薏米一起入锅加适量的清水，用小火炖煮成粥，再加入调料即成。此粥可每日早、中、晚各服1次。

功效：补肾健脾，保养皮肤。

第五单元　减肥食疗与药膳

一、食疗篇

牛奶豆腐汤

材料：豆腐 200g，牛奶 200ml，盐、糖、葱花、味精少许。

方法：把豆腐放在牛奶中煮（牛奶中加少许水，防止干锅），至沸腾后，依照自己的口味加入调味品即可食用。

小提示：可以用来当常规晚餐菜肴，也可加入黄瓜、西红柿、甘蓝等水果蔬菜，增加纤维含量。

青椒魔芋丝

材料：魔芋 350g，青椒 150g，火腿 10g，葱丝、姜丝、盐、糖、鸡精、淀粉适量。

方法：魔芋洗净切丝，青椒去子切丝，火腿切丁；锅中放少许油加热，放入葱丝、姜丝及火腿炒香，再加入魔芋丝、青椒丝，盐、糖、鸡精调味，水淀粉勾芡即可。

小提示：魔芋是比较理想的减肥食品，富含食物纤维、多种氨基酸和微量元素；经常食用可清洁肠胃，帮助消化，降低胆固醇，防治肥胖，延年益寿。

竹笋银耳汤

材料：竹笋 300g，银耳 20g，鸡蛋 1 个，盐适量。

方法：竹笋洗净切片，银耳水泡发，鸡蛋打成蛋液；锅中加适量水，加入竹笋、银耳小火煮 5 分钟，出锅前淋入蛋液，加盐调味。

小提示：竹笋中含丰富的膳食纤维，还具有降脂功效，可减少体内脂肪的增加与积累。

香菇木耳焖饭

材料：糙米 100g，香菇 8 个，水发黑木耳适量，盐少许，鸡精、油、黑胡椒少许。

方法：糙米洗净放入电饭煲内，黑木耳温水泡发，将香菇切成小丁，黑木耳切成末。锅中倒入少许油，将香菇丁和黑木耳末炒熟，加入适量盐和鸡精。米饭煮熟后，把炒好的香菇丁、木耳末倒入饭中，加入适量盐和黑胡椒粉，拌匀，再继续焖 5 分钟即可。

小提示：糙米中米糠和胚芽部分含有丰富的维生素 B 和维生素 E，能提高人体免疫功能、促进血液循环，还能帮助人们消除沮丧烦躁的情绪、使人充满活力。此外，糙米中钾、镁、锌、铁、锰等微量元素含量较高，有利于预防心血管疾病和贫血症。它还保留了大量膳食纤维，可促进肠道有益菌增殖，加速肠道蠕动，预防便秘和肠癌；膳食纤维还能与胆汁中胆固醇结合，促进胆固醇的排出，从而帮助高血脂症患者降低血脂。黑木耳与香菇补肝肾、健脾胃、益智安神、养颜。此焖饭具有排毒养颜及通便瘦身之功效，适用于减肥人群。

双菇苦瓜丝

材料：苦瓜 150g，香菇 100g，金针菇 100g，酱油、姜、糖、香油适量。

方法：将苦瓜、姜、香菇切丝，金针菇切去尾端洗净；油爆姜丝后，加入苦瓜丝、香菇丝及盐，同炒片刻，八分熟时将金针菇加入同炒，加入调味料炒匀即可食用。

小提示：香菇、金针菇能降低胆固醇，苦瓜富含膳食纤维，可减少脂肪吸收。

豆腐蒸香菇

材料：豆腐 300g，香菇 50g，榨菜、酱油、糖、香油、淀粉适量。

方法：将豆腐切成小块，中间挖空；将洗净泡软的香菇剁碎，榨菜剁碎，加入调味料及淀粉拌匀即为馅料；将馅料置入豆腐中心，摆在碟上蒸熟，淋上酱油、香油即可食用。

小提示：香菇可降低胆固醇，豆腐具有高蛋白、低脂肪、低热量、低胆固醇的突出优点，是公认的理想减肥食品。

金银豆腐

材料：豆腐 150g，油豆腐 100g，草菇 20g，葱、高汤料、酱油、砂糖、香油适量，淀粉少许。

方法：豆腐与油豆腐均切为 2cm 见方的小块，锅中加水，待沸后加入汤料、豆腐、草菇、酱油、砂糖等，共煮 10 分钟左右，加淀粉浆勾芡盛入碗中，滴入香油，表面撒上葱末。

小提示：豆腐制品如豆腐干、油豆腐、豆腐皮中的蛋白质含量高于豆腐，且都是减肥佳品。草菇增强人体免疫力，是优良的食药兼用型的营养保健食品。

木耳豆腐汤

材料：黑木耳 25g，豆腐 200g，盐少许，鸡汤 1 碗。

方法：黑木耳洗净温水浸泡，豆腐切成片，将豆腐与黑木耳加入鸡汤、盐，同炖 10 分钟，即可食用。

小提示：黑木耳及豆腐均为健康食品，可降低胆固醇。

鲫鱼萝卜豆腐汤

材料：鲫鱼 2 条，白萝卜 50g，豆腐 100g，枸杞适量，葱、香菜、姜适量，白胡椒粉、盐、鸡精少量。

方法：萝卜切成丝，豆腐切片。温水浸泡枸杞，葱切末，姜切片。净锅用生姜抹一下，入豆油烧五成热，下入擦干水分的鲫鱼煎至微黄色。依次加入葱、姜、热水、白胡椒粉，大火烧开后继续煮 10 分钟，转中小火煮 20 分钟左右。最后加入萝卜丝、豆腐、枸杞、鸡精继续煮 10 分钟，出锅前调入盐，撒上香菜、葱花即可。

小提示：适合夏季食用，具有减肥降脂功效。

豆腐素蒸包

材料：面粉 400g，面肥 100g，蒸好的豆腐 400g，水发海米 10g，宽粉 20g，油菜 30g，盐、味精、葱、姜、植物油、碱适量。

方法：皮面制法同一般包子。锅内加水烧开，将宽粉放入烫软后切成细末，加入油菜、豆腐、海米、葱、姜末和盐、味精、植物油，调拌均匀即成馅。将包子捏好，放入蒸笼内蒸 20 分钟即成。

小提示：豆腐的营养成分主要是蛋白质、维生素、无机盐以及少量的脂肪和碳水化合物，海米、油菜、粉丝含热量也较低，因而具有瘦身之功效。

红薯粥

材料：大米 20g，红薯 50g，糖桂花 5g。

方法：将大米淘洗干净加水适量熬煮成粥。将白薯隔水蒸熟，去皮、筋后碾成白薯泥。将白薯泥调入大米粥中，加白糖后高火煮 5 分钟，撒上糖桂花即成。

小提示：红薯味道甜美，营养丰富，易于消化，含有独特的生物类黄酮成分，既防癌又益寿。同时它还是一种理想的减肥食品。它的热量比大米低，而且其富含膳食纤维，具有阻止糖分转化为脂肪的特殊功能。

鲜拌三皮

材料：西瓜皮 200g，黄瓜皮 200g，冬瓜皮 200g，盐、味精、糖少许。

方法：将西瓜皮刮去蜡质外皮，冬瓜皮刮去绒毛外皮，与黄瓜皮一起，在开水锅内焯一下，待冷却后切成条状，放入少许盐、糖、味精调味。

小提示：适合夏季经常食用，具有清热利湿、减肥之效。

燕麦片粥

材料：燕麦片 50g。

方法：将燕麦片放入锅内，加清水煮熬，待水开时，搅拌，煮至熟软。或以牛奶 250ml 加燕麦片煮粥亦可。

小提示：燕麦经过精细加工制成麦片，其中的膳食纤维具有许多有益于健康的生物作用，可通便导泄，对于习惯性便秘患者有很好的帮助；燕麦片属低热食品，食后易引起饱感，长期食用具有减肥功效。此外最好选用纯燕麦片，市场上出售的加入砂糖、糊精及其他添加成分的燕麦片不仅降低营养价值，而且会使燕麦片的减肥功效大打折扣。

二、药膳篇

山楂薏仁粥

材料：山楂 60g，生薏米 90g，陈皮 10g，冰糖适量。

方法：将材料洗净，放入锅中加水浸泡 2 小时，大火煮沸，转小火煮 1~2 小时，闭火前调入适量冰糖。

小提示：薏仁具有利水渗湿、健脾止泻之功效，可排出体内多余水湿；山楂可化饮食，消肉积。

牛蒡山楂汤

材料：山楂 10 个，牛蒡 500g，山药 300g，胡萝卜 1 个，盐少许。

方法：将材料洗净，削皮切块，浸入淡盐水中，大火煮沸，转为小火，煮至熟软即可。

小提示：牛蒡营养丰富，易于消化，脂肪含量低，食后有饱感，适合减肥者食用。

山楂芹菜粥

材料：山楂 5 个，芹菜 100g，粳米 60g。

方法：材料洗净，山楂去核切片，芹菜切末，粳米浸泡数小时，先将粳米入锅，加水大火煮沸后转为小火煮 30 分钟，再放入芹菜和山楂煮 10 分钟。

小提示：山楂可化饮食，消肉积，减肥降脂。

茯苓贝母梨

材料：茯苓 15g，川贝母 10g，白梨 1000g，蜂蜜、冰糖适量。

方法：将茯苓洗净切小块，川贝母去杂质，梨切丁；茯苓、川贝母放入锅中，加水适量，中火煮熟，加入梨、冰糖继续煮至梨熟，晾温后调入蜂蜜即可。

小提示：脾虚者食少不化，水湿凝集，膏脂痰湿聚于体内，易造成肥胖。茯苓可利小便，除湿健脾，和中益气；可用于脾虚湿盛造成的肥胖。

赤小豆冬瓜汤

材料：冬瓜 100g，赤小豆 50g，盐、鸡精、大葱、生姜少许。

方法：冬瓜洗净切块，赤小豆洗净浸泡数小时后放入锅中，加水煮至半熟，然后放入大葱、生姜、冬瓜，煮熟后调入盐、鸡精适量。

小提示：赤小豆可利水消肿，清热祛湿，还可增加肠胃蠕动；与解渴消暑利尿的冬瓜配合，对于水肿造成的腹部虚胖者疗效较佳。

赤小豆山药粥

材料：赤小豆 50g，山药 100g，冰糖 10g。

方法：赤小豆洗净浸泡数小时，山药去皮切丁，将赤小豆、山药放入锅中加水煮至赤小豆熟烂，调入冰糖。

小提示：山药营养丰富，易于吸收，脂肪含量低，食用后腹中有饱感，适合减肥者食用。

白扁豆山药粥

材料：山药 50g，白扁豆 15g，粳米 50g，白糖少许。

方法：将粳米、白扁豆洗净，山药洗净去皮、切片，将粳米、白扁豆放入锅中加水煮沸后转为小火，煮至半熟，然后加入山药片，煮至烂熟即成，出锅前加入适量白糖调味。

陈皮海带粥

材料：海带 100g，粳米 100g，陈皮 10g，白糖少许。

方法：将海带用温水浸泡至软，洗净后切末；陈皮洗净，浸泡半小时；将粳米放入锅内加水适量，大火煮沸后加入陈皮、海带，转小火煮半小时，加入白糖适量。

小提示：陈皮具有理气降逆、调中开胃、燥湿化痰的功效，海带中含有可溶性的膳食纤维及钙、磷、铁、胡萝卜素、维生素 B_1、维生素 B_2、烟酸、碘等多种微量元素，还可减少脂肪在体内的积存，二者配合，是很好的减肥食品。

荷叶绿豆冰粥

材料：新鲜荷叶 1 张，绿豆 20g，粳米 100g，银耳 10g，冰糖适量。

方法：绿豆洗净浸泡，荷叶放入锅中煎煮取汁备用，将银耳、绿豆和粳米放入锅中，加水煮粥，粥将熟时倒入荷叶汁，搅拌后续煮片刻，晾温后加入冰糖。

小提示：荷叶、绿豆均可清暑利湿，降脂减肥；且荷叶具有淡淡的清香，夏秋季节食用，是排毒养颜瘦身的佳品。

白果冬瓜汤

材料：冬瓜 50g，莲子 20g，白果 10 粒，白糖 1 匙。

方法：冬瓜洗净，去皮，切块；莲子、白果均洗净备用。将冬瓜、白果、莲子放入锅中，加入 2 杯白水以大火煮开，改小火熬煮约 30 分钟，再加入白糖搅匀即可。

小提示：此汤能去除体内积滞的多余油脂，更含有润泽皮肤的维生素，对于瘦身与维持身材均有功效。

枸杞焖鲫鱼

材料：鲫鱼 1 条，枸杞 10g，豆油、葱、姜、盐、胡椒面、味精适量。

方法：将鲫鱼去内脏、鳞，洗净，葱切丝，姜切末；将油锅烧热，鲫鱼下锅炸至微黄，加入葱、姜、盐、胡椒面及水，稍焖片刻；投入枸杞子再焖烧 10 分钟，加味精即可食用。

小提示：枸杞可防治动脉硬化，鲫鱼含脂肪少，且富于营养、味道鲜美，有利减肥。

参考文献

[1] 史轶繁等. 肥胖症临床诊治手册. 上海：上海科学技术出版社，2001.

[2] 王之虹主编. 推拿手法学. 北京：人民卫生出版社，2007.

[3] 罗才贵主编. 推拿治疗学. 北京：人民卫生出版社，2008.

[4] 胡玲. 经络腧穴学. 上海：上海科学技术出版社，2009.

[5] 李春生. 现代肥胖医学. 北京：科学技术文献出版社，2004.

[6] 于富荣、鹿萌. 图说按摩减肥. 北京：化学工业出版社，2009.

[7] 葛书翰、长尾良一. 减肥自我按摩图解. 北京：人民军医出版社，2006.

[8] 李彦知、徐菁鸿、郝威威、杨建宇. 经穴减肥. 郑州：中原农民出版社，2006.

[9] 林燕萍. 美容推拿按摩学. 北京：中国劳动社会保障出版社，2001.

[10] 蔡洪光主编. 一做就减——中医经络消脂减腹健康法. 广州：广东科技出版社，2002.

[11] 封绍奎、赵小忠、蔡瑞康主编. 化妆品的危害

性与防治. 北京：中国协和医科大学出版社，2003.

［12］刘辅仁主编. 护肤美容常识 160 问. 西安：世界图书出版公司，1999.

［13］谢宝屿等主编. 减肥的奥秘. 北京：人民卫生出版社，2000.

［14］陈志仁、卢全德、司有植主编. 毛发疾病防治 130 问. 北京：金盾出版社，1997.

［15］许连霈主编. 脱发：不可不知的 138 个问题. 北京：北京科学技术出版社，2006.

［16］孙翔主编. 医学美容技术. 北京：人民卫生出版社，2002.

［17］张学军主编. 皮肤性病学. 北京：人民卫生出版社，2005.

［18］张晓梅主编. 经典美白从古法开始. 南宁：广西科学技术出版社，2009.

［19］张伟杰主编. 美容瘦身指南. 北京：中医古籍出版社，2007.

［20］张延年主编. 美容养颜汤. 北京：中国纺织出版社，2005.

［21］陈林丽华、陈小莺主编. 美容医食验方. 北京：人民军医出版社，2007.

［22］赵辨主编. 临床皮肤病学. 南京：江苏科学技术出版社，2001.